高等职业院校辅导教材



供护理、助产及相关专业用

# 护理心理学
# 学习指导与实训


**主　编**

蓝琼丽　褚梅林

**副主编**

张玉洁　武绛玲　刘　旬

编　　委（按姓名汉语拼音排序）

褚梅林（湖南环境生物职业技术学院）
赖春燕（广西科技大学医学部）
蓝琼丽（广西科技大学医学部）
雷　雨（湖南环境生物职业技术学院）
李熹雯（四川护理职业学院）
刘　旬（菏泽医学专科学校）
武绛玲（临汾职业技术学院）
薛本洁（滁州城市职业学院）
杨　萍（贵阳护理职业学院）
叶高亮（宜春职业技术学院）
张　蔚（贵阳护理职业学院）
张玉洁（湖北职业技术学院）


北京大学医学出版社

HULI XINLIXUE XUEXI ZHIDAO YU SHIXUN

**图书在版编目（CIP）数据**

护理心理学学习指导与实训 / 蓝琼丽，褚梅林主编 . —北京：北京大学医学出版社，2021.6

ISBN 978-7-5659-2419-4

Ⅰ. ①护…　Ⅱ. ①蓝… ②褚…　Ⅲ. ①护理学—医学心理学—职业教育—教学参考资料　Ⅳ. ① R471

中国版本图书馆 CIP 数据核字（2021）第 094568 号

**护理心理学学习指导与实训**

**主　　编：** 蓝琼丽　褚梅林
**出版发行：** 北京大学医学出版社
**地　　址：**（100191）北京市海淀区学院路 38 号　北京大学医学部院内
**电　　话：** 发行部 010-82802230；图书邮购 010-82802495
**网　　址：** http://www.pumpress.com.cn
**E - mail：** booksale@bjmu.edu.cn
**印　　刷：** 北京溢漾印刷有限公司
**经　　销：** 新华书店
**责任编辑：** 王孟通　　**责任校对：** 靳新强　　**责任印制：** 李　啸
**开　　本：** 850 mm × 1168 mm　1/16　　**印张：** 9.5　　**字数：** 265 千字
**版　　次：** 2021 年 6 月第 1 版　2021 年 6 月第 1 次印刷
**书　　号：** ISBN 978-7-5659-2419-4
**定　　价：** 30.00 元

# 前 言

本书是“十三五”职业教育国家规划教材《护理心理学》的配套教材，依据主教材内容编写而成，突出职业教育特点，充分体现护理心理学知识在临床实践中的应用。

本配套教材作为教学辅导资料可作为学生的课后作业，也可作为学生课外自学的辅导用书，还可作为教师教学的参考资料。

本配套教材的编写以主教材内容为基础，精选主教材各章的重点和难点内容。第一篇每章内容包括：第一部分为“本章重点与难点解析”，该部分概述了本章重点内容，让学生能在短时间内准确把握重点知识的脉络，同时对难点内容进行了比较详尽的解释，便于学生理解和掌握。第二部分为“护考考点解析”，该部分内容收集了历年护士执业资格考试中与护理心理学相关的真题，结合最新的护士执业资格考试大纲，对本章相关知识点、易考题型和技术能力考查进行了解析，帮助学生抓住学习要点，在学习阶段进行护考训练。第三部分为“测试题”，该部分内容以选择题为主，题型与护士执业资格考试一致，并结合实际教学设置了 $A_1$、$A_2$、$A_3$、X 型题和案例分析共五类题型，每一小题都附有参考答案和解析，既满足了学生掌握基本概念、基本理论知识的需求，又培养学生综合分析、解决临床实际问题的能力，达到了强化知识、培养能力、检测学习效果的目的。第二篇为实验实训，列出了本课程教学过程中需开展的实验实训项目，旨在让学生掌握与临床护理相关的心理学基本技能，培养学生运用理论知识解决临床护理中的心理学问题，突出了护士职业的实践性。

本配套教材编写人员与主教材为同一编写团队，所编写内容与主教材对应。他们均为各院校护理心理学教学第一线的教师，他们的基础理论知识扎实，教学实践经验丰富，尽心尽力将自己的教学经验凝结为文字，为编写本教材做出了很大的努力。在此，对所有的参编者和编者身后的支持者们表示衷心感谢！同时，感谢北京大学医学出版社提供的机会和各方面的支持！

由于水平有限，疏漏之处在所难免，恳请专家、同仁和广大读者批评、指正。我们将再接再厉，为护理心理学的发展做出更大的贡献。

主编

# 二维码资源索引

# 目　录

# 第一篇

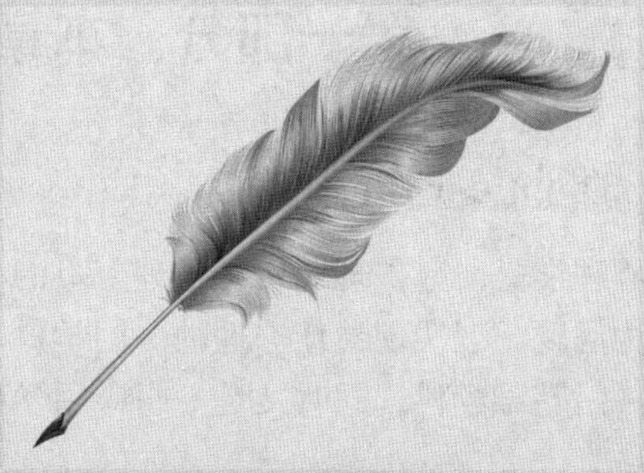

# 学习指导

# 第一章　绪论

## 第一部分　本章重点与难点解析

### 一、护理心理学的概念

护理心理学是研究护理对象和护理人员的心理活动特点和活动规律，解决临床护理实践中的心理行为问题，以实现最佳护理的一门学科。从学科性质来讲，护理心理学既是一门交叉学科，也是一门基础学科，同时又是一门应用学科。

### 二、护理心理学的研究对象

护理心理学的研究对象包括护理对象和护理人员。其中护理对象包括患者、亚健康状态的人和健康人。

### 三、护理心理学的研究任务

1. 研究心理社会因素与躯体的健康和疾病的关系　护理人员只有认识和掌握心理社会因素与躯体健康相互影响的规律，在临床护理实践中才能较好地把握患者心理行为问题的根源，对患者进行整体护理，促使患者早日康复。

2. 研究护理对象的心理活动规律和心理护理方法　深入研究护理对象的心理活动特点和规律，并依据其心理需要，采取恰当的措施，实施最佳的心理护理是护理心理学的一项重要研究任务。

3. 研究心理评估和心理干预的理论和技术　掌握心理学技术能有效地帮助护理人员了解患者在认知、情绪、人格、行为等方面存在的心理问题，有效进行心理干预和评估心理护理的效果，还可以为护理科研提供一些有用的客观评价工具。

4. 研究心理健康教育的维护和促进　对患者和患者家属以及其他具有潜在问题的健康人进行健康教育已成为系统化整体护理的一项重要任务，其中包括心理健康教育的内容。

5. 研究护理人员心理素质的培养　良好稳定的心理素质是做好护理工作的前提和保障，研究护理人员应具备的良好心理素质以及如何培养这些心理素质、如何进行有效的心理调适等也是护理心理学的一项重要任务。

### 四、护理心理学的研究方法

1. 观察法　是通过对研究对象的科学观察与分析，研究各种环境因素影响人的心理行为的规律。

2. 调查法　是通过结构式访问或问卷等形式，系统、直接地从某一群体的样本中收集资料，并通过对资料的统计分析来认识心理行为现象及其规律的方法。

3. 实验法 是一种经过精心的设计，在严格控制的条件下，通过操作某些因素，来研究变量之间的因果或其他相关关系的方法。

4. 个案法 是以某个人或者某一团体（如家庭、工作单位等）为研究对象的一种方法。

5. 心理测验法 指以心理测验作为个体心理反应、行为特征等变量的定量评估手段，据其测验结果揭示研究对象的心理活动规律。

## 五、医学模式的转变

医学模式，是人们对健康和疾病总体的认识和本质的概括，体现了一定时期内医学发展的指导思想，是一种哲学观在医学上的反映，包括疾病观、健康观、诊疗观等。

医学模式经历了神灵主义医学模式→自然哲学主义医学模式→生物医学模式→生物－心理－社会医学模式的转变。随着医学的发展，将来必是用整体医学模式来指导医疗工作。

1. 神灵主义医学模式 相信“万物有灵”，认为人类的生命和健康是由上帝或神灵主宰，疾病和灾祸是天谴神罚。治疗疾病的方法是祈求神灵或巫医、巫术。

2. 自然哲学主义医学模式 强调一种辩证的、整体的、综合的治疗观。

3. 生物医学模式 把人看作一个生物机体，认为人身上的每种疾病都必须而且也可以在器官、组织、细胞或生物大分子上找到可测量的形态、结构和生物指标的特定变化，都可以确定生物的或理化的原因，并由此而找到治疗的手段。

4. 生物－心理－社会医学模式 要求医学把人看成是一个多层次的、完整的连续体，也就是在健康和疾病问题上，既要考虑生物的，也要考虑心理的、行为的以及社会的各种因素的综合作用。

5. 整体医学模式 健康是整体素质健康，是生命存在和生存质量的统一，即身体素质、心理素质、社会素质、道德素质、审美素质等多种素质的完美结合。

## 六、现代医学模式的主要观点

1. 人是完整的整体观 在健康与疾病的问题上不能忽视这个整体或者把各个器官、系统割裂开来看待。

2. 心身统一的观点 心理和生理相互影响，相互制约。在考虑个体的健康和疾病时，应同时注意身心两个方面的影响。

3. 社会对个体影响的观点 在考虑个体的健康与疾病时，不仅要注意其所处的自然环境的影响，而且还要注意社会环境，如文化背景、教育水平、职业及社会地位和经济状况等多种因素的影响。

4. 认知与自我评价的观点 社会因素能否影响健康而导致疾病，不完全决于社会因素的性质和意义，更重要的是取决于个体对外界刺激的认知与评价。

5. 主动适应与调节的观点 人作为一个整体，对内外环境随时进行主动适应和调节，保持与外界的动态平衡，以维护健康、抵御疾病。

## 七、医学模式转变与护理心理学

现代护理学适应医学模式转变的需要，相应地从“以疾病为中心”的功能制护理转变为“以患者为中心”的系统化整体护理。护理理论与实践拓展到人的心理、行为、社会等方面，形成了护理心理学的完整理论体系和实践内容，极大地促进了护理学科的发展。

## 八、护理心理学的发展

1. 最早提出心理护理思想的是护理学先驱南丁格尔。

2. 国外护理心理学研究概况 一是强调心身统一，心理学融入护理实践；二是重视护理人才培养中的心理学教育；三是应用心理疗法开展临床心理护理。

3. 国内护理心理学研究概况 一是学科建设日趋成熟和完善；二是心理护理科研活动的广泛开展；三是临床常用心理评定量表的广泛应用；四是临床心理护理突出个性心理特征。

# 第二部分 护考考点解析

## 本章护士执业资格考试考点讲解

本章内容主要帮助同学们认识医学模式转变对护理心理学的影响，树立“以患者为中心”的现代护理模式理念，用现代护理模式理念指导临床护理工作，几乎不涉及护考考点，但本章重要的知识点有助于同学们理解有关心理护理的内容。重要知识点包括护理心理学研究对象、医学模式转变对护理心理学的影响、现代护理模式下护理工作的特点、护理心理学研究方法等。

# 第三部分 测试题

**$A_1$ 型题**

1. 护理心理学是研究（　　），解决临床护理实践中的心理行为问题，实现最佳护理的一门学科。

A. 护理对象的心理活动特点和活动规律
B. 护理人员的心理活动特点和活动规律
C. 护理人员和护理对象的心理活动特点和活动规律
D. 护理人员和护理对象的心理活动特点
E. 护理人员和护理对象的心理活动规律

2. 护理心理学的研究对象是（　　）

A. 患者　B. 护理人员　C. 家属
D. 亚健康状态的人　E. 护理人员与护理对象

3. 现代医学模式的转变是指（　　）

A. 生物医学模式向社会医学模式转变
B. 生物医学模式向心理医学模式转变
C. 生物医学模式向生物 – 心理 – 社会医学模式转变
D. 生物医学模式向预防医学模式转变
E. 生物医学模式向行为医学模式转变

4. 促使医学模式转变的因素不包括（　　）

A. 生物医学模式不能全面阐明人类的健康和疾病的本质
B. 生物因素对人类健康的威胁越来越小
C. 疾病谱和死亡谱顺位的变化
D. 疾病的治疗不能单凭药物和手术
E. 人们对自身生命质量水平的要求不断提高

5. 为适应医学模式转变的需要，现代护理也逐步转变为（ ）

A. 以病为中心的功能护理　B. 以患者为中心的整体护理
C. 先进护理技术的应用　D. 不同患者的针对性护理
E. 护理人员业务技术的优化

6. “以患者为中心”的优质护理服务工作模式是（ ）

A. 小组护理　B. 功能制护理　C. 分层护理
D. 分级护理　E. 责任制整体护理

7. 关于现代护理工作的特点，错误的是（ ）

A. 护理对象不仅包括患者，还包括健康人
B. 护理方式是以护理程序为核心的整体护理
C. 护理人员的职能是多方面的
D. 护理范畴主要在医院和社区，不包括家庭
E. 医护关系是既独立又合作的关系

8. 护理心理学的研究任务不包括（ ）

A. 心理社会因素与健康和疾病的关系
B. 患者的心理活动规律和心理护理方法
C. 医院管理中的心理学问题及解决措施
D. 护理人员的心理素质及培养
E. 心理评估及心理干预的理论与技术

9. 全新的整体护理观念是在新型的医学模式指导下而提出来的，这种新型的医学模式指的是（ ）

A. 生物医学模式　B. 心理医学模式
C. 社会医学模式　D. 生物－心理－社会医学模式
E. 预防医学模式

10. 一个器官的病变必然会影响其他器官或系统，甚至会影响全身，这体现了（ ）的观点。

A. 心身统一　B. 社会对个体的影响
C. 认知和自我评价作用　D. 主动适应和调节
E. 人是一个完整的整体

11. 在对患者开展心理护理时，不仅要掌握患者所患疾病的相关资料，还要了解患者的职业、文化背景、教育水平、社会地位等相关资料，这体现了（ ）的观点。

A. 心身统一　B. 社会对个体的影响
C. 认知和自我评价作用　D. 主动适应和调节
E. 人是一个完整的整体

12. 长期处于不良心境下会降低个体对疾病的抵抗能力，这体现了（ ）的观点。

A. 心身统一　B. 社会对个体的影响
C. 认知和自我评价作用　D. 主动适应和调节
E. 人是一个完整的整体

13. “月儿弯弯照九州，有人欢喜有人忧”，这体现了（ ）的观点。

A. 心身统一　B. 社会对个体的影响
C. 认知和自我评价作用　D. 主动适应和调节
E. 人是一个完整的整体

14. 人作为一个整体对经常变化着的环境作出适应性调整，保持与外界的动态平衡，以维护健康，抵御疾病，这体现了（　　）的观点。

A. 心身统一　B. 社会对个体的影响
C. 认知和自我评价作用　D. 主动适应和调节
E. 人是一个完整的整体

15. 以某个患者为研究对象，全面记录其疾病，心理社会背景等相关资料的研究方法叫作（　　）

A. 观察法　B. 调查法　C. 实验法
D. 测验法　E. 个案法

16. 对无痛儿童的日常行为作系统的观察分析，研究其行为形成的机制。在护理心理学中这种方法属于（　　）

A. 观察法　B. 调查法　C. 实验法
D. 测验法　E. 个案法

17. 将心理疗法应用于临床心理护理实践是国外护理心理学研究的一个重要特点。较常用于临床心理护理的心理疗法有多种，但不包括（　　）

A. 音乐疗法　B. 松弛训练　C. 认知疗法
D. 森田疗法　E. 精神分析疗法

18. 医学模式是（　　）

A. 一定时期医学发展的指导思想
B. 一定时期各种医学学派的集中反映
C. 医学各门类的总称
D. 各科医学知识的总和
E. 各科医学治疗技术的总称

19. 最早提出心理护理思想的是（　　）

A. 冯特　B. 南丁格尔　C. 希波克拉底
D. 马斯洛　E. 卡特尔

20. 关于国内护理心理学研究现状，错误的一项是（　　）

A. 护理心理学作为应用于护理实践的独立学科，已构建了独特的理论体系
B. 高学历高年资护理骨干积极开展临床心理护理的应用研究
C. 平均每年有近百学时的心理学课程内容
D. 临床常用的心理评定量表得到较广泛的应用
E. 个性化护理得到充分重视

21. 下列哪项是整体医学模式的观点（　　）

A. 把人当作生物机体，认为每种疾病都可以在器官、组织、细胞或生物大分子上找到可测量的形态、结构和生物指标的特定变化
B. 健康是整体素质的健康，是生命存在和生存质量的统一
C. 认为世间的一切是由超自然的神灵主宰，疾病乃是神灵的惩罚或者是妖魔鬼怪附身，对待疾病则依赖巫术驱凶祛邪
D. 在健康和疾病问题上，既要考虑生物的，也要考虑心理的、行为的以及社会的各种因素的综合作用
E. 运用朴素的辩证法和唯物主义观解释健康和疾病现象，把哲学思想与医疗实践联系起来，以直观的自然因素现象说明生理病理过程

22. “在健康和疾病问题上，既要考虑生物的，也要考虑心理的、行为的以及社会的各种因素的综合作用”是哪种医学模式的观点（　　）

A. 神灵主义医学模式　　B. 自然哲学主义模式
C. 生物医学模式　　D. 生物－心理－社会医学模式
E. 整体医学模式

23. 现代护理模式的观点不包括（　　）

A. 服务对象是所有人
B. 以护理程序为核心的整体护理
C. 护理工作的着眼点是人的整体
D. 护士的职能是多方面的
E. 医生与护士的关系是相互独立的

**$A_2$ 型题**

24. 男性，60 岁，因呼吸衰竭住进重症监护病房。现气管切开，靠呼吸机辅助呼吸，欲了解该患者的情绪和行为反应，最佳的方法是（　　）

A. 自然观察法　　B. 控制观察法　　C. 实验观察法
D. 综合观察法　　E. 纵向观察法

25. 女性，66 岁，患糖尿病 15 年，因酮症酸中毒入院治疗。其女儿叙述，因父亲突然去世，母亲“急火攻心”而病倒。患者因丧偶而导致疾病恶化，与下列哪一观点相吻合（　　）

A. 心身统一　　B. 社会对个体的影响
C. 认知和自我评价作用　　D. 主动适应和调节
E. 人是一个完整的整体

26. 男性，67 岁，患有房颤，2017 年底，突然感到双下肢疼痛麻木且持续不缓解。与多数患者不同，他没有选择去正规医院就诊，反而求神拜佛，并到处寻找偏方。患者的疾病观是属于（　　）

A. 神灵主义的医学模式　　B. 自然哲学主义的医学模式
C. 生物医学模式　　D. 生物－心理－社会医学模式
E. 整体医学模式

**$A_3$ 型题**

（27~28 题共用题干）

张大爷，70 岁，因患肺癌准备行肺叶切除术。近 1 周来，护士观察到张大爷出现激动、易怒、失眠、注意力不集中现象。手术前的晚上，患者出汗、尿频、辗转反侧难以入眠、血压升高。由于生命体征不稳定，不得不改期手术。

27. 从该患者的病情中反映出什么样的医学观点（　　）

A. 健康就是没有躯体疾病
B. 人是生物、心理、社会多因素作用的整体
C. 治疗疾病只需要考虑躯体因素就可以了
D. 躯体生理内环境的平稳只受躯体因素的影响
E. 考察健康与疾病只需要从身体的角度即可

28. 运用量表测量该患者的焦虑程度的研究方法是（　　）

A. 观察法　　B. 访谈法　　C. 测验法
D. 个案法　　E. 实验法

**X 型题**

29. 护理心理学的形成除了与南丁格尔提出的心理护理思想有关还与近代医学史上的一些重大事件有关，包括（ ）

A. 健康新概念的提出

B. 马斯洛需要层次理论引入护理学

C. 医学模式转为生物 - 心理 - 社会医学模式

D. 整体护理模式应用于临床

E. 心理治疗理论和技术的新发展

30. 当前主要用于护理实践的心理疗法包括（ ）

A. 精神分析疗法　B. 行为疗法　C. 认知疗法

D. 音乐疗法　E. 放松训练

## 案例分析题

男性，76 岁，患冠心病 8 年。7 天前听到大儿子因违法进了拘留所，当即突发心肌梗死入院，经抢救脱离危险，近日病情稳定。今早得知儿子进拘留所是因为误判，今已被释放。老人异常激动，当即晕倒在地，却再也没抢救过来。

1. 患者的病情受哪些因素的影响？

2. 此案例反映了什么样的医学观念？

（蓝琼丽　褚梅林）

# 第二章　心理学基础知识

## 第一部分　本章重点与难点解析

### 一、心理现象

心理现象是心理活动的表现形式，分为心理过程和人格两个方面。

心理过程是指在客观事物的作用下，在一定的时间内人脑反映客观现实的过程。包括认知过程、情绪情感过程与意志过程。

人格是在遗传的基础上，在其社会化过程中形成的具有一定倾向性的行为模式和心理特征。主要包括人格心理倾向、人格心理特征和自我意识。

### 二、心理实质

1. 心理是脑的功能　心理是脑的功能，脑是产生心理活动的器官。

2. 心理是对客观现实的主观能动的反映　大脑只是进行心理活动的器官，若没有客观现实提供原料和素材，大脑也无法加工出任何心理活动产品。同时，人们不仅仅止步于认识世界，更能够把握客观世界的规律来改造世界。

### 三、认知过程

认知过程是人们察觉和认识客观世界的过程，也就是信息加工的过程，它是心理过程中最重要的和最基本的部分，主要包括感觉、知觉、记忆、想象、思维等。

#### （一）感觉

1. 感觉的概念　是人脑对直接作用于感觉器官的客观事物的个别属性的反映。

感觉是维持心理活动的必要条件；感觉是一切较高级、较复杂的心理活动的基础，没有感觉，一切复杂的心理现象就无从产生。感觉根据刺激的来源，可分为外部感觉和内部感觉两大类。

2. 感受性和感觉阈限　感觉阈限指能引起感觉并保持一定时间的刺激量。包括绝对感觉阈限和差别感觉阈限。感受性指感觉器官对适宜刺激的感觉能力，包括绝对感受性和差别感受性。

3. 感觉的特性

（1）感觉的适应：指感觉器官在刺激物的持续作用下而产生的感受性发生变化的现象。

（2）感觉的对比：指同一感觉器官在不同刺激物的作用下，感觉在强度和性质上发生变化的现象。

（3）感觉后像：指刺激物对感觉器官的作用停止后，感觉现象在短暂的时间内仍不消失的现象。

（4）联觉：指一种感觉引起另一种感觉的现象。

（5）感觉的补偿与发展：丧失某种感觉能力的人，可以在生活实践过程中利用其他健全的感觉来弥补。每个人的生活实践和环境不同，各种感受性的发展也是不一样的，由于职业的训练，有些人在某些感觉的感受性明显高于一般人。

### （二）知觉

1. 知觉的概念　是人脑对直接作用于感觉器官的客观事物的整体属性的反映。

知觉和感觉一样，都是客观事物直接作用于感觉器官产生的，同属于对客观现实的感性认识形式。但感觉是对客观事物个别属性的反映，是通过某一感觉器官提取事物单个属性信息的过程；而知觉是对客观事物整体的反映，往往是多种感觉器官协同活动，在头脑中把收集到的多种感觉信息整合为有意义的整体映像的过程。知觉一般可分空间知觉、时间知觉、运动知觉。

2. 知觉的特性

（1）知觉的选择性：把知觉对象从背景中区分出来的特性。

（2）知觉的整体性：根据过去的知识经验把知觉对象的各种属性和各个部分有机地统一起来形成完整的映像的特性。

（3）知觉的理解性：根据自己已有的知识经验对知觉对象做出一定的解释或判断，使其具有一定的意义。

（4）知觉的恒常性：当知觉的客观条件在一定范围内变化时，人对物体的知觉映象仍然保持稳定不变。

3. 错觉　人的知觉并不总是正确地反映客观事物，有时候也会产生各种各样的错觉。对客观事物出现不正确的、失真的知觉就是错觉。

### （三）记忆

1. 记忆的概念　是过去经历的事物在人脑中的反映。

按记忆内容可将记忆分为形象记忆、逻辑记忆、情绪记忆和运动记忆；按记忆时间可将记忆分为瞬时记忆、短时记忆和长时记忆。

2. 记忆的过程　记忆过程包括识记、保持和再现三个基本环节。

3. 遗忘　指识记过的内容不能再认或回忆，或者出现错误的再认和回忆。

遗忘的规律：①遗忘的速度先快后慢。②受识记材料的性质与数量的影响。③受学习程度的影响。④受识记材料的系列位置的影响。⑤受识记者的态度影响。

4. 科学记忆法　及时复习；正确地分配复习时间；反复阅读和试图回忆相结合；注意排除前后材料的相互影响；利用外部记忆手段。

### （四）思维

1. 思维的概念　是人脑对客观事物的本质和规律间接的、概括的反映。感知觉是认识的初级阶段，即感性认识阶段，而思维是认知过程的高级阶段，即理性认识阶段。

2. 思维的特征　间接性和概括性。

3. 思维的分类

（1）根据思维形态可分为动作思维、形象思维和逻辑思维。

（2）据思维方向可分为聚合思维和发散思维。

（3）根据创新程度可分为常规思维和创造思维。

4. 思维的过程　思维的过程包括分析与综合、比较与分类、抽象与概括。

### （五）想象

1. 想象的概念　是人脑根据已有表象进行加工改造而形成新形象的过程，它是创造性思维的基础。

2. 想象的种类　根据有无预定目的，可把想象分为无意想象和有意想象两类。

### （六）注意

1. 注意的概念　是心理活动或意识对一定对象的指向与集中。注意有两个特征：指向性和集中性。

2. 注意的分类　注意可分为无意注意、有意注意和有意后注意三种。

3. 注意的品质　注意的品质主要有广度、稳定性、转移和分配。

## 四、情绪情感过程

### （一）情绪与情感的概述

1. 概念　情绪和情感是人对客观事物是否符合自身需要而产生的主观态度体验。

2. 情绪和情感的区别与联系　情绪和情感是既有区别又有联系的两个概念。情绪和情感的区别表现在：

（1）从需要的角度看：情绪是与机体的生理性需要相联系的较初级、简单的体验，而情感是与人的社会性需要相联系的较高级、复杂的体验。

（2）从发生的角度看：情绪发生较早而情感发生较晚。

（3）从反映的角度看：由于情绪是与感知觉相联系的内心体验，情绪带有情境性、激动性、暂时性的特点，而情感是与社会认知、理性观念相联系的内心体验，则具有较大的稳定性、深刻性和持久性。

稳定的情感是在情绪的基础上形成的，同时又通过情绪反应得以表达，离开情绪的情感是不存在的。情绪变化往往反映内在的情感，在情绪发生的过程中常常深含着情感。

### （二）情绪与情感的分类

1. 基本情绪与复合情绪　从生物进化的角度可把情绪分为基本情绪和复合情绪。基本情绪有快乐、愤怒、恐惧和悲哀四种，在此基础上可以派生出许多复杂的复合情绪，如由愤怒、厌恶和轻蔑组合起来的复合情绪可叫做敌意；由恐惧、内疚、痛苦和愤怒组合起来的复合情绪可叫做焦虑等等。

2. 情绪状态　按照情绪发生的速度、强度和持续时间的长短，可以把情绪分为心境、激情和应激三种。

（1）心境：是一种微弱而持久的情绪状态。心境具有弥漫性，它不是关于某一事物的特定体验，而是作为一种心理背景，每时每刻发生的心理事件都受这一情绪背景的影响，使之蒙上与这一心境相关的色调。

（2）激情：是一种强烈的、爆发性、短暂的情绪状态。

（3）应激：是出乎意料的紧急事件所引起的极度紧张的情绪状态。

3. 情感的种类　情感是与人的社会性需要相联系的主观体验，人类主要的社会情感有道德感、理智感和美感。

（1）道德感：是人们根据一定的社会道德标准，评价别人和自己的言论、举止、思想、意图是否符合社会道德行为准则而产生的主观体验。

（2）理智感：智力活动中产生的情感体验。

（3）美感：是根据一定的审美标准评价事物时所产生的情感体验。美感是由客观情境引起的。

## 五、意志过程

### （一）意志的概念

意志是自觉地确定目的，并根据目的来调节和支配自己的行动，克服困难以实现目的的心理过程。

1. 意志行动是有自觉目的的行动。

2. 意志行动总是与克服困难相联系的。

3. 意志行动是以随意运动为基础的。

（二）意志行动的基本过程

意志行动的基本过程包括准备阶段和执行阶段。

（三）意志品质

意志品质是指一个人在实践过程中所形成的比较明确的、稳定的意志特点。主要的意志品质包括自觉性、果断性、坚韧性和自制性。

1. 自觉性　是指人的行动有明确的目的性，尤其是能充分地意识到行动的目的和意义，并能控制自己行动。与自觉性相反的特征是意志的盲目性和独断性。

2. 果断性　是指人善于适时合理地采取决断和执行决断的品质。与果断性相反的品质是优柔寡断和草率决定。

3. 坚韧性　是人在意志行动中坚持决定，以充沛的精力和坚韧的毅力，百折不挠地克服一切困难，实现预定目标的品质。与坚韧性相反的是顽固执拗、肆意妄为、虎头蛇尾、见异思迁、朝秦暮楚、三心二意等。

4. 自制性　是指人在意志行动中善于控制自己的情绪，约束自己言行的品质。不能较好地控制自己的情绪与冲动行为，如任性、骄纵、散漫等是缺乏意志自制性的表现。

## 六、人格概述

1. 人格的概念　人格为一个人的整体精神面貌，即一个人在一定社会条件下形成的、具有一定倾向的、比较稳定的心理特征的总和。

2. 人格的特性　人格的特性有独特性、稳定性、整体性、功能性。

## 七、人格倾向性

1. 需要　是有机体内部的不平衡状态，表现为有机体对内外环境的欲求。

人的需要是多种多样的，按起源可分为自然需要和社会需要，按指向的对象可分为物质需要和精神需要。

美国人本主义心理学家马斯洛提出了需要的层次理论，他认为人的一切行为都是由需要引发的，人发展的一个最简单原则就是满足各层次的需要。他把人的需要分为五个层次，由低层到高层分别是：生理需要、安全需要、归属与爱的需要、尊重的需要、自我实现的需要。

2. 动机　是指引发、维持一个人的活动，并使活动朝着一定目标的内部动力。

动机功能包括激活功能、指向功能、维持功能

动机有多种分类，根据动机的性质，可把动机分为生理性动机和社会性动机；根据动机的意识水平，可把动机分为有意识动机和无意识动机；根据动机在活动中所起作用的大小，可以把动机分为主导动机和辅助动机。

人们在实践活动中，常常会同时存在两个或两个以上的动机并存的情况，而驱动人的行动都是由动机结构中最强的主导动机所决定。但是，主导动机的确立常常不那么顺利，这就形成了动机冲突。其基本类型有：双趋冲突、双避冲突、趋避冲突和多重趋避冲突。

## 八、人格心理特征

1. 能力的概念　能力是指人们成功地完成某种活动所必需的心理条件。

能力有多种分类，通常把能力分为一般能力和特殊能力。按能力所涉及的领域可分为认知

能力、操作能力和社会交往能力。按创造程度可把能力分为模仿能力和创造能力。

能力发展的一般趋势与个别差异：能力发展的一般趋势是：①在 12 岁以前智力呈直线发展，即智力的发展与年龄的增长几乎是同步的，此后，随着年龄的增长智力发展趋于缓慢；②在 20 岁左右智力发展达到顶峰，以后保持水平状态直到 35 岁；③ 36 岁以后智力开始缓慢下降。到 60 岁以后智力迅速衰退。能力的个体差异有：人与人之间在能力上存在着明显的个体差异。这种差异主要表现在能力的结构差异、能力的水平差异和能力表现早晚的差异三个方面。

2. 气质　气质是一个人心理活动和行为方面的典型的、稳定的动力特征。

对于气质的研究，古希腊著名医学家希波克拉底提出体液学说，苏联生理学家巴甫洛夫的神经活动强度系统学说。根据体液学说可把气质分为胆汁质、多血质、黏液质和抑郁质四种类型。

气质本身并无好坏之分，但气质是职业选择的依据之一，气质与人的心身健康有关系。

3. 性格　性格是指人对现实的态度和行为方式中表现出的心理特征。

性格的特征一般可分为态度、理智、情绪和意志等四个特征。

性格的类型有多种分类，按心理功能优势分为理智型、情绪型和意志型；按心理活动的倾向性分为外向型和内向型；按 A-B 型行为模式将人格特征分为 A 型、B 型、C 型和 D 型等行为模式。

### 九、自我意识

1. 自我意识是个体对自己及自己与客观世界关系的认识。自我意识是人格的核心，是衡量人格是否成熟的标准。

2. 自我意识的结构可以从三个方面分析

（1）自我意识依据活动形式可分为自我认识、自我体验和自我调节。

（2）从意识活动的内容来看，自我意识可分为生理自我、社会自我和心理自我。

（3）个体自我意识的发展经历了从生理自我到社会自我，再到心理自我的过程。

## 第二部分　护考考点解析

### 本章护士执业资格考试考点讲解

音频：
考点讲解

1. 马斯洛需要层次理论
2. 体液学说的气质类型及特点

## 第三部分　测试题

**$A_1$ 型题**

1. 关于心理的实质，说法错误的是（　　）

A. 是脑的功能　　B. 是对客观现实的反映

C. 是对主观世界的反映　　D. 是主观能动的反映

E. 客观现实是心理的源泉

2. 刚能引起差别感觉的刺激物间的最小差异量是（　　）

A. 绝对感受性　　B. 绝对感觉阈限　　C. 差别感受性

D. 差别感觉阈限　　E. 最小感觉量

3. 从黑暗的山洞走到烈日下，刚开始会觉得刺眼，过一会就觉得习惯了，这体现了感觉的（ ）

A. 适应性 B. 条件性 C. 联觉
D. 后像 E. 干扰

4. 人们将知觉到的事物用自身知识和经验去加工和处理，这反映了知觉的（ ）

A. 整体性 B. 理解性 C. 恒常性
D. 选择性 E. 错觉

5. 注视荧光屏一段时间后，闭上眼睛感觉灯还在眼前亮着，这是感觉的（ ）现象。

A. 补偿 B. 适应 C. 对比
D. 后像 E. 联觉

6. 先吃甘蔗，后吃苹果，会感到苹果酸，先吃苹果再吃柠檬，觉得苹果甜，这是感觉现象中的（ ）

A. 对比 B. 后像 C. 适应
D. 似动 E. 联觉

7. 对一些没有意义的材料，人们通常只能死记硬背，不断重复记忆，这属于（ ）

A. 机械识记 B. 意义识记 C. 无意识记
D. 有意识记 E. 逻辑记忆

8. 信息在人脑中储存 1 分钟以上，甚至终身不会忘记的记忆是（ ）

A. 瞬时记忆 B. 短时记忆 C. 长时记忆
D. 永久记忆 E. 短暂记忆

9. 能够察觉两种刺激的强度存在差异的能力是（ ）

A. 绝对感受性 B. 绝对感觉阈限 C. 差别感受性
D. 差别感觉阈限 E. 最小感觉能力

10. 过去经历的事物出现在面前能辨认出来的过程称（ ）

A. 再现 B. 再认 C. 回忆
D. 识记 E. 记忆

11. “正在配药的护士，听见呼叫器铃声响起，放下药品走向病房”这是注意的（ ）品质

A. 广度 B. 稳定性 C. 分配
D. 转移 E. 分散

12. 比较微弱又比较持久的情绪状态指的是（ ）

A. 情感 B. 心境 C. 应激
D. 激情 E. 道德感

13. 关于情绪和情感的关系，哪项是错误的（ ）

A. 情绪具有短暂性，情感具有持久性
B. 情绪带有冲动性，情感具有稳定性
C. 情绪多与生理需要相联系，情感多与社会需要相联系
D. 情感受情绪的制约
E. 情绪是情感的基础

14. 抬头看到天上的云，不自觉地将其想象成动物、植物等，这属于（ ）

A. 无意想象 B. 幻想 C. 再造想象
D. 创造想象 E. 空想

15. 护士在护理操作时克服环境干扰，集中注意力在所做的操作上，这种情况属于（　　）
A. 有意注意　　B. 有意后注意　　C. 无意注意
D. 无意后注意　　E. 有意前注意

16. “前有断崖，后有追兵”属于（　　）
A. 双趋冲突　　B. 双避冲突　　C. 趋避冲突
D. 多重趋避冲突　　E. 双重趋避冲突

17. 关于气质的说法错误的是（　　）
A. 气质具有先天性　　B. 气质与遗传密切相关
C. 气质有好坏之分　　D. 气质可塑性小，变化慢
E. 气质不决定人的智力水平

18. 具有悠然自得、安于现状、得过且过、耐心不急躁等行为特征的性格类型是（　　）
A. A 型性格　　B. B 型性格　　C. C 型性格
D. D 型性格　　E. 混合型性格

19. 俗话说：“入芝兰之室，久而不闻其香”，这是感觉的（　　）
A. 适应性　　B. 条件性　　C. 联觉
D. 后像　　E. 干扰

20. 人们总是将对自己有意义的某一事物作为知觉对象，而把周围其他事物当作背景，这是知觉的（　　）
A. 整体性　　B. 理解性　　C. 恒常性
D. 选择性　　E. 错觉

21. 注视太阳一段时间后，再将视线转到其他景物上，会发现有暗色光斑随着视线在动的现象称为（　　）
A. 知觉　　B. 适应　　C. 对比
D. 后像　　E. 联觉

22. 心理是对（　　）的积极能动的反映
A. 主观世界　　B. 客观世界　　C. 虚拟世界
D. 梦幻世界　　E. 仿真世界

23. 人脑对已有表象进行加工、创造形成新形象的心理过程称为（　　）
A. 迁移　　B. 推理　　C. 想象
D. 思维　　E. 记忆

24. 需要被他人认可、赞扬、尊重，这属于（　　）
A. 爱的需要　　B. 生理性需要　　C. 安全的需要
D. 尊重的需要　　E. 自我实现的需要

25. 遗忘的进程是不均衡的，规律是（　　）
A. 先快后慢　　B. 先慢后快　　C. 先后无差别
D. 越来越快　　E. 匀速进行

26. “眼观六路，耳听八方”这是注意品质的（　　）
A. 注意的广度　　B. 注意的稳定性　　C. 注意的分配
D. 注意的转移　　E. 注意的分散

27. “想吃零食又怕长胖”属于（　　）
A. 双趋冲突　　B. 双避冲突　　C. 趋避冲突
D. 多重趋避冲突　　E. 双重趋避冲突

28. 活泼好动、充满生机，善于交际的气质类型是（ ）
A. 胆汁质 B. 多血质 C. 黏液质
D. 抑郁质 E. 血液质
29. 容易罹患癌症的性格类型是（ ）
A. A 型性格 B. B 型性格 C. C 型性格
D. D 型性格 E. E 型性格
30. “快乐的时光总是很短暂”是（ ）引起的反应
A. 感觉 B. 知觉 C. 幻觉
D. 错觉 E. 听觉
31. 皑皑白雪，在晚霞的映照下，呈现出一片红色，但是我们对雪地的知觉仍然是白色。是因为知觉具有（ ）
A. 理解性 B. 对比性 C. 整体性
D. 恒常性 E. 选择性
32. 学生在没有人督促的情况下，能够独立地完成各项作业，反映了其意志品质的（ ）
A. 独立性 B. 果断性 C. 自觉性
D. 坚韧性 E. 盲目性
33. 学习护理操作时根据老师的示范进行思考和练习属于（ ）
A. 形象思维 B. 动作思维 C. 抽象思维
D. 创新思维 E. 逻辑思维
34. 思维的两大特征是（ ）
A. 复杂性、逻辑性 B. 逻辑性、概括性
C. 分析性、抽象性 D. 间接性、概括性
E. 直接性、逻辑性
35. 与武断、优柔寡断相反的良好意志品质为（ ）
A. 自觉性 B. 果断性 C. 坚韧性
D. 自制力 E. 盲目性
36. 有预定目的，需要一定意志努力的注意是（ ）
A. 有意注意 B. 不随意注意 C. 随意后注意
D. 无意注意 E. 有意后注意
37. 觉察刺激之间微弱差别的能力称为（ ）
A. 绝对感觉阈限 B. 绝对感受性 C. 差别感觉阈限
D. 差别感受性 E. 最小差异量
38. “入芝兰之室，久而不闻其香”描述的是（ ）
A. 适应现象 B. 听觉适应 C. 嗅觉刺激
D. 味觉刺激 E. 味觉刺激
39. 信息在短时记忆中一般只保持（ ）秒钟。
A. 1~2 B. 20~40 C. 60~70
D. 70~80 E. 5~20
40. 短时记忆容量有限，为了使其包含更多的信息，可采用的方式是（ ）
A. 感觉登记 B. 注意 C. 组块
D. 复述 E. 组合

41. 我国古代思想家王充所说的“施用累能”是指（　　）
A. 学校教育对智力的影响　　B. 社会实践对智力的影响
C. 遗传对智力的影响　　D. 家庭环境对智力的影响
E. 压力对智力的影响

42. 具有感染性的，比较平稳而相对持久的情绪状态是（　　）
A. 热情　　B. 心境　　C. 激情
D. 应激　　E. 感情

43. 感觉是指（　　）
A. 人脑对物体个别属性的反映
B. 人脑对直接作用于感觉器官的物体的反映
C. 人脑对直接作用于感觉器官的物体个别属性的反映
D. 过去的经验在头脑中的反映
E. 人脑对信息的间接性概括性反映

44. 按照刺激的来源可把感觉分为（　　）
A. 视觉和听觉
B. 外部感觉和内部感觉
C. 运动觉、平衡觉和机体觉
D. 视觉、听觉、嗅觉、味觉和肤觉
E. 嗅觉和味觉

45. 感受性与感觉阈限之间的关系是（　　）
A. 常数关系　　B. 对数关系　　C. 正比关系
D. 反比关系　　E. 相等关系

46. 有时候一个人晕车、晕船是因为他的平衡觉（　　）
A. 太迟钝了　　B. 太敏锐了
C. 灵敏度太不稳定了　　D. 灵敏度在任何情况下都不改变
E. 平衡觉丧失了

47. 内脏感觉包括（　　）等的感觉。
A. 平衡觉、运动觉和痛觉
B. 饥饿、触压、振动、渴和疼痛
C. 饥饿、饱胀、窒息、疲劳、便意和性
D. 饱胀、渴、窒息、疲劳、便意、性、振动和触压
E. 听觉、视觉

48. 内脏器官的活动处于正常状态时（　　）
A. 引不起内脏感觉　　B. 引起不太强的内脏感觉
C. 引起节律性的内脏感觉　　D. 引起忽强忽弱的内脏感觉
E. 引起强烈的内脏感觉

49. 在外界刺激持续作用下感受性发生变化的现象叫（　　）
A. 感觉适应　　B. 感觉后像　　C. 感觉对比
D. 联觉　　E. 错觉

50. 明适应是在强光作用下（　　）
A. 视觉感觉阈限迅速提高的过程　　B. 视觉感受性迅速提高的过程
C. 视觉的感觉阈限迅速降低的过程　　D. 视觉的差别阈限迅速降低的过程
E. 视觉的差别阈限迅速提高的过程

51. 暗适应是在暗环境中视觉（　　）

A. 感受性不断降低的过程

B. 感受性不断提高的过程

C. 感觉阈限不断提高的过程

D. 差别阈限不断提高的过程

E. 差别感受性不断提高

52. 外界刺激停止作用后暂时保留一段时间的感觉形象叫（　　）

A. 对光适应　　B. 感觉后像　　C. 对暗适应

D. 感觉对比　　E. 联觉

53. 不同刺激作用于同一感觉器官，使感受性发生变化的现象叫（　　）

A. 感觉适应　　B. 感觉后像　　C. 感觉对比

D. 联觉　　E. 错觉

54. 同样亮的两张灰色纸分别放在黑色纸和白色纸上，看起来它的亮度不一样了，这种现象叫（　　）

A. 感觉适应　　B. 感觉后像　　C. 感觉对比

D. 联觉　　E. 错觉

55. “红花还得绿叶配”是说绿色背景上的红色看起来更红了，这种现象叫（　　）

A. 色觉适应　　B. 颜色后像　　C. 颜色对比

D. 联觉　　E. 错觉

56. 联觉是指（　　）

A. 在外界刺激持续作用下感受性发生变化的现象

B. 外界刺激停止作用后，暂时保留的感觉印象

C. 不同刺激作用于同一感觉器官使感受性发生变化的现象

D. 一个刺激不仅引起一种感觉，同时还引起另一种感觉的现象

E. 人脑对直接作用于感觉器官的物体的反映

57. 知觉是指（　　）

A. 人脑对直接作用于感觉器官的物体个别属性的反映

B. 直接作用于感觉器官的物体的整体在人脑中的反映

C. 人脑对客观事物间接的、概括的反映

D. 过去的经验在头脑中的反映

E. 人脑对直接作用于感觉器官的物体的反映

58. 把物体各个部分、各种属性结合成一个整体加以反映的知觉特性叫知觉的（　　）

A. 完整性　　B. 整体性　　C. 选择性

D. 理解性　　E. 条件性

59. 一幅图画，把白色当作知觉的对象看起来是个花瓶，把黑色当作知觉的对象看起来是两个对着的人脸，这说明知觉具有（　　）

A. 整体性　　B. 选择性　　C. 恒常性

D. 理解性　　E. 条件性

60. 一个人离我近时他在我视网膜上形成的视像大，离我远时形成的视像小，但我看这个人却是一样高，这说明知觉具有（　　）

A. 整体性　　B. 理解性　　C. 恒常性

D. 选择性　　E. 条件性

61. 一块煤在太阳光下比一块石灰在黑暗的屋里，投射出来的光的绝对强度要大很多，但看起来煤还是黑的，石灰还是白的。这说明知觉具有（　　）

A. 整体性　　B. 选择性　　C. 恒常性
D. 理解性　　E. 条件性

62. “会看看门道，不会看看热闹”，说的是知觉具有（　　）

A. 整体性　　B. 选择性　　C. 恒常性
D. 理解性　　E. 条件性

63. 错觉是一种歪曲的知觉，这种歪曲（　　）

A. 会受人格因素的影响，各人都会表现出不同的特点
B. 所有的人都是一致的，没有例外
C. 会受情景因素的影响各人都不一样
D. 因知不知道错觉产生的原因各人会有不同
E. 人脑对直接作用于感觉器官的物体的反映

64. 记忆是（　　）

A. 过去的经验在头脑中的反映　　B. 对客观事物直接的反映
C. 对客观事物间接的反映　　D. 对客观事物概括的反映
E. 对客观事物感性的反映

65. 记忆过程的基本环节是（　　）

A. 识记、保持、遗忘　　B. 再认、回忆、遗忘
C. 识记、保持、回忆或再认　　D. 保持、记忆、遗忘
E. 遗忘、保持、记忆

66. 学生回答选择题时所进行的记忆活动叫（　　）

A. 识记　　B. 保持　　C. 回忆
D. 再认　　C. 遗忘

67. 对识记过的材料既不能回忆也不能再认的现象叫（　　）

A. 无意识　　B. 遗忘　　C. 幻想
D. 幻觉　　E. 错觉

68. 对记忆和遗忘进行实验研究的创始人是（　　）

A. 冯特　　B. 艾宾浩斯　　C. 韦伯
D. 费希纳　　E. 弗洛伊德

69. 遗忘的进程是（　　）

A. 先慢后快　　B. 先快后慢　　C. 倒 U 型曲线
D. U 型曲线　　E. 直线

70. 1968 年提出需要层次理论的美国心理学家是（　　）

A. 詹姆士　　B. 斯佩里　　C. 罗杰斯
D. 马斯洛　　E. 冯特

71. “心理是脑的功能”的含义是（　　）

A. 脑本身能产生心理活动
B. 脑的活动与心理活动同时产生
C. 脑提供了产生心理活动的物质基础
D. 脑的活动离不开心理活动
E. 心理活动就是脑的活动

72. 蓝、青、绿等颜色，类似蓝天、海洋和树林的颜色，往往能引起人的寒冷、凉快的感觉，这是感觉的（　　）特性。

A. 适应　　B. 联觉　　C. 对比

D. 后象　　E. 补偿

73. 人们进入百货公司，各人注意的东西总不一样，这是知觉（　　）的表现。

A. 选择性　　B. 理解性　　C. 整体性

D. 恒常性　　E. 概括性

74. 3 岁前的幼儿运用表象和动作来解决问题，是依靠了哪种类型的思维（　　）

A. 习惯性思维　　B. 抽象逻辑思维　　C. 具体形象思维

D. 直观动作思维　　E. 创造性思维

75. “江山易改、本性难移”指的是人格的（　　）

A. 社会性　　B. 独特性　　C. 稳定性

D. 倾向性　　E. 功能性

**$A_2$ 型题**

76. 李师傅是位染色工人，多年的染色训练让他练就了一双“火眼金睛”，仅凭肉眼他就可以将蓝色布料按深浅程度区分为 30 多个等级。李师傅的这种本领属于感觉的哪种特性（　　）

A. 对比　　B. 后像　　C. 适应

D. 发展与补偿　　E. 联觉

77. 患者，女性，因接受了乳腺癌根治术，术后常有自卑感，不愿见人，护士应特别注意满足患者的（　　）

A. 生理的需求　　B. 安全的需求　　C. 尊重的需求

D. 爱与归属的需求　　E. 自我实现的需求

78. 患者，女性，68 岁，因病情危重入住 ICU，第二日病情平稳后表示想见孩子和老伴，该患者急需满足（　　）

A. 生理的需求　　B. 安全的需求　　C. 尊重的需求

D. 爱与归属的需求　　E. 自我实现的需求

79. 王先生想要理财，但是他怕货币贬值，觉得存钱会带来损失；想花钱买东西，又没值得买的东西时所遇到的矛盾冲突属于（　　）

A. 双趋冲突　　B. 双避冲突　　C. 趋避冲突

D. 双重趋避冲突　　E. 无动机冲突

80. 晶晶想吃糖又怕胖；想考个好学校，又怕报名的人太多，竞争太激烈考不上，她这种的矛盾心理属于（　　）

A. 双趋冲突　　B. 双避冲突　　C. 趋避冲突

D. 双重趋避冲突　　E. 无动机冲突

81. 小李，遇事急躁容易冲动，缺乏耐性，常常怒不可遏，他的这种气质类型属于（　　）

A. 多血质　　B. 胆汁质　　C. 黏液质

D. 抑郁质　　E. 乐观质

82. 老向习惯压抑自己的情绪和想法，不喜表达；行为退缩，缺乏主见，不表现愤怒，过分迁就他人，对别人过分耐心，会尽量避免冲突，他的性格类型属于（　　）

A. A 型性格　　B. B 型性格　　C. C 型性格

D. D 型性格　　E. X 型性格

**$A_3$ 型题**

（83~84 共用题干）

王女士，32 岁，平日里安静沉默，不喜与人主动交谈，善于察言观色但心思敏感，常因同病房病友的一些小声议论而胡思乱想。今日医生告知为其安排了手术，但护士观察到她总一个人唉声叹气，晚上很晚都辗转难眠，于是护士主动询问得知，由于医生和巡回护士还没有详细告知她关于本次手术的风险和具体事项，患者感觉非常害怕，担心手术效果。

83. 患者目前出现此种反应是因为（　　）的需求没有被满足

A. 生理的需求　　B. 安全的需求　　C. 尊重的需求
D. 爱与归属的需求　　E. 自我实现的需求

84. 该患者的气质类型是

A. 多血质　　B. 胆汁质　　C. 黏液质
D. 抑郁质　　E. 乐观质

（85~86 共用题干）

小微，17 岁，平素缺乏主见，不争强好胜，情感情绪温和，耐心不急躁，今日由于打算出国留学，但感到选择困难，于是到处咨询他人。

85. 小微目前出现此种反应是因为（　　）的需求亟待被满足

A. 生理的需求　　B. 安全的需求　　C. 尊重的需求
D. 爱与归属的需求　　E. 自我实现的需求

86. 该患者的性格类型是（　　）

A. A 型性格　　B. B 型性格　　C. C 型性格
D. D 型性格　　E. E 型性格

**X 型题**

87. 个性倾向性包括（　　）

A. 动机　　B. 需要　　C. 兴趣
D. 气质　　E. 性格

88. 属于外部感觉的包括（　　）

A. 视觉　　B. 听觉　　C. 嗅觉
D. 运动觉　　E. 味觉

89. 注意的功能有（　　）

A. 调节功能　　B. 维持功能　　C. 抑制功能
D. 选择功能　　E. 启动功能

90. 知觉的特性包括（　　）

A. 整体性　　B. 选择性　　C. 恒常性
D. 间接性　　E. 理解性

91. 陈述性记忆处理陈述性知识，如（　　）

A. 字词　　B. 人名　　C. 时间
D. 观念　　E. 怎样骑车

92. 下面各项属于性格特征的是（　　）

A. 态度特征　　B. 遗传特征　　C. 理智特征
D. 情绪特征　　E. 意志特征

93. 一般认为，动机具有以下几种功能（ ）
A. 选择功能 B. 激活功能 C. 指向功能
D. 调节与维持功能 E. 集中功能
94. 情绪与情感的反映特点不同，情绪具有（ ）
A. 情境性 B. 激动性 C. 暂时性
D. 表浅性 E. 外显性
95. 人格的本质特征有（ ）
A. 独特性 B. 稳定性 C. 综合性
D. 复杂性 E. 功能性
96. 注意是（ ）
A. 一种心理过程 B. 心理活动对一定对象的指向和集中
C. 心理活动的特点 D. 心理过程的状态
E. 心理活动的分配
97. 注意可分为（ ）
A. 随意注意和不随意注意 B. 无意注意和有意注意
C. 有意注意和随意注意 D. 无意注意和不随意注意
E. 无意后注意
98. 注意的起伏是（ ）
A. 在稳定注意的条件下感受性发生周期性增强和减弱的现象
B. 人人都有的普遍现象
C. 和注意的稳定性相反的品质
D. 是由生理活动的周期性引起来的
E. 和注意的分配相反的品质
99. 能够分配注意的条件是，所从事的（ ）
A. 活动中必须有一些活动是非常熟练的
B. 活动不能在同一感觉道内完成
C. 活动不能用同一种心理操作来完成
D. 几种活动之间应该有内在的联系
E. 活动不能在同一时间内完成
100. 意志的品质有（ ）
A. 自觉性 B. 果断性 C. 坚韧性
D. 自制性 E. 条件性

## 案例分析题

男性，42岁，由于事业心强，常年忙碌在工作岗位上，做事急躁、脾气暴躁、情绪波动较大，时间紧迫感极强，乐于与他人竞争。近日由于身体不适，时感头晕头痛，故入院体检，查出患有高血压和冠心病。医生建议留院调养。患者住院后每日烦躁不安，急切想回到自己的工作中去，认为自己有很多要紧事亟待处理，这些情况导致该患者无法安心静养，影响了身心健康的恢复。

1. 试分析患者属于什么气质和性格类型？
2. 护士针对该患者目前的状况，应如何提供心理护理？

（李熹雯）

# 第三章　心理发展与心理健康

## 第一部分　本章重点与难点解析

### 一、发展与心理发展的概念

发展是指事物由小到大、由简单到复杂、由低级到高级的变化。

发展的基本观点是：发展是毕生的过程；发展是多维的；发展是获得（成长）和丧失（衰退）的结合。

心理发展（mental development）指个体从出生到死亡的有规律的心理变化，是个体在成长期间对客观现实的反映活动不断扩大、逐步提高和完善的过程。

### 二、影响心理发展的因素

#### （一）生理因素

1. 生理因素是心理发展的自然基础

2. 个体的生理发展在一定程度上制约着心理的发展

#### （二）社会环境和教育因素

1. 家庭对个体心理发展起着重要的影响　家庭环境是影响个体心理发展的一个极为重要的因素。家庭的社会、经济地位，家庭成员之间的关系，父母的教养态度和方法，孩子在家庭中所处的地位等，对孩子的发展都有很大影响。

2. 学校教育对个体心理发展起主导作用　学校教育是由一定的教育者根据一定的教育目的，对社会环境的影响加以选择，组织一定的教育内容（包括教材、设备等）并采取一定的教育方法对学生施加有目的、有计划、有系统的影响过程。学校教育对个体心理发展是起主导作用的因素，主要表现在：学校教育可针对学生不同的先天素质，采取措施促进其心理发展；学校教育可选择和利用社会环境中的积极因素来增强对学生进行教育的力量；学校教育遵循学生生理、心理发展的规律，并按照社会主义教育的目的、原则、方法对学生进行教育、教学，保证个体心理发展的正确方向和心理水平的不断提高。

3. 社会生活环境对个体心理发展有重要影响　政治、法律制度、经济发展水平、社会风气、舆论环境、文化艺术、娱乐活动等，都会给个体心理留下一定的影响，这些因素在一定意义上决定个体心理发展的水平、方向和个别差异。

### 三、心理健康与心理卫生

1. 心理健康（mental health）是指一种高效而满意的持续的心理状态。从狭义上讲，心理健康指人的基本心理活动的过程内容完整、协调一致，即知、情、意、行和人格完整协调，能适应社会。

2. 心理卫生（mental hygiene）也称精神卫生，是指用以维护和增进心理健康、预防心理疾病、更好地适应社会的种种措施。

目前我国心理卫生工作可概括为“三级预防”：初级预防是设法向整个人群和社区提供心理健康知识，预防和控制精神疾病的发生；二级预防是尽早发现、尽早治疗各种精神疾病，对各种心理问题和精神障碍提供心理和医学干预；三级预防是设法减轻慢性精神病患者的残疾程度，提高其社会适应能力。

3. 心理卫生运动的历史：现代心理卫生运动的兴起是在美国，发起人是美国的比尔斯。1907 年，他写了一本自传体著作——《一颗失而复得之心》。书中揭露了当时精神病院的冷酷和落后，并且向世人发出改善精神病患者境遇的强烈呼吁。书中的观点得到心理学大师詹姆斯的赞赏和著名精神病学家迈耶的支持。比尔斯在得到各方面的赞助和鼓励后，于 1908 年 5 月成立了世界上第一个心理卫生组织“康涅狄格州心理卫生协会”。在美国心理卫生活动的推动下，世界许多国家纷纷成立各国的心理卫生组织。1936 年，“中国心理卫生协会”在南京成立，后因抗日战争爆发，心理卫生工作随即中断。直到改革开放，我国心理卫生运动开始兴盛，1985 年 7 月，中国心理卫生协会在山东泰安正式成立。

## 四、心理健康的研究与标准

### （一）心理健康研究的角度

1. 病理学角度

2. 统计学角度

3.“文化学”角度

### （二）心理正常与异常的判断标准

1. 心理正常与否的判断原则　第一，心理活动与外部环境是否具有同一性；第二，心理过程是否具有完整性和协调性；第三，人格心理特征是否具有相对稳定性。

2. 心理健康的标准

（1）智力正常

（2）情绪健康

（3）正确的自我意识

（4）人格完整

（5）人际关系和谐

（6）良好的社会适应力

（7）心理行为符合年龄特征和角色特征

## 五、不同年龄阶段的心理健康

### （一）孕期心理健康

1. 孕妇营养与胎儿健康　孕妇的营养状况直接影响到胎儿的健康。孕妇的营养应丰富、合理，要保证提供胚胎发育所需的一切高蛋白低脂肪与多种维生素以及钙质、碘质等，确保胎儿大脑和身体的正常发育。

2. 孕妇的情绪与胎儿健康　现代医学研究表明，孕妇情绪波动会影响内分泌，减少脑的供血量，从而影响胎儿的发育。孕妇一定要情绪稳定、心情愉快，以积极乐观的态度对待妊娠，遇到令人不愉快的事应冷静对待，多接触美好的事物，如听音乐、观赏花卉等，保持良好的心理状态。

3. 孕妇不良行为习惯与胎儿健康　孕妇吸烟、饮酒会影响胎儿心身健康。孕妇应避免烟、酒、药物等各种不良因素的影响，保持良好的行为习惯。

4. 适当胎教与胎儿健康 研究证明，胎儿虽然深居母腹子宫中，但对外界也有所反应，可通过“抚摩法”及“听觉训练法”对胎儿实施胎教，为胎儿生长发育创造良好的外部环境。胎教还可唤起孕妇轻松、愉快的情绪，从而影响胎儿的发育。

### （二）婴幼儿期和学龄前期幼儿心理健康

婴幼儿期包含新生儿期（0~1 岁）、幼儿期（1~3 岁）和学龄前期（4~6、7 岁），是个体生命开始的最初时期。

1. 婴幼儿期心理健康

（1）婴儿心理发展特点：婴儿脑重已由刚出生时的 370 克左右增至 1000 克左右，大脑皮质发育迅速，语言功能发展迅速。记忆特点以无意识记忆、机械记忆、形象记忆占优势。躯体运动日益增多，运动机能得到进一步发展。

（2）婴儿期心理健康：①保证丰富的营养；②进行感官、动作、言语三大训练；③满足婴儿依恋的心理需要。

2. 学龄前期幼儿心理健康

（1）学龄前期幼儿心理发展特点：4~6、7 岁儿童处于幼儿期。幼儿脑重已接近 1300 克，其词汇量和语法结构发生了质变，出现了简单的逻辑思维和判断推理，模仿力极强，并出现了独立的愿望，这时期孩子的活动主要以游戏为主。

（2）学龄前期幼儿期心理健康：①养成良好的生活和行为习惯；②丰富其游戏活动；③培养孩子的独立性；④塑造良好的人格；⑤正确对待孩子的过失和错误。

### （三）童年期心理健康

童年期又称为学龄期（6、7~11、12 岁），它是儿童心理发展上的一个重大转折时期，儿童的生活要从以游戏为主导转向以学习为主导。

1. 儿童心理发展特点 童年期是智力发展最快的时期，儿童求知欲增强，对周围的一切事物特别是新鲜事物感兴趣；儿童对事物富于热情，情绪直接、容易外露、波动大，情感内容不断丰富，具有社会性，情感的深刻性和稳定性不断提高。但控制力比较弱，容易冲动；童年期是人格形成的重要阶段，个性品质及道德观念逐步形成，但辨别力差，具有很大的可塑性。

2. 童年期心理健康：激发学习动机，培养学习兴趣；建立正常的同伴交往；培养集体观念；养成良好的品行；建立良好的亲子关系。

### （四）青少年期心理健康

青少年期是儿童期到青年期的过渡时期，也称青春发育期（11、12~17、18 岁）。

1. 青少年期心理发展特点 随着身体各个方面都在迅速发育并逐渐达到成熟，而心理发展的速度却远跟不上其生理的发展，这就造成青少年在身心发展上的特殊性，主要表现在：认知水平由较低级向较高水平发展，思维形式由直观形象思维发展到抽象逻辑思维，记忆能力达到一生中高峰时期，理解记忆强，智力发展到了一个新的水平，概括能力、解决问题的能力全面提高；情绪情感体验敏感而不稳定，反应快而强烈但不够持久；自我意识增强，希望能够独立支配和调节自己的活动和行为，出现心理发展上的“第二反抗期”；随着性机能的逐渐成熟，性意识开始觉醒，产生朦胧的对异性的好奇、接近倾向。

2. 青少年期心理健康 顺利渡过第二反抗期；培养情绪调控能力；协调人际关系；引导性心理健康发展。

### （五）青年期心理健康

青年期（17、18~35 岁）是人生中生命力最旺盛，最富有理想和朝气，最有特色的“黄金时代”，也是脱离孩提时代的认知方式和生活方式创造新的自我观念，从心理上构建人生价值的时期。

1. 青年期心理发展特点　自我意识快速发展；认知力旺盛；情绪情感丰富强烈但不稳定；人格逐渐成熟。

2. 青年期心理健康　树立正确的自我意识；建立和谐的人际关系；培养成与败的心理承受力；树立正确的婚恋观；提高社会适应和职业适应的能力。

### （六）中年期心理健康

中年期是个体由盛转衰的时期，人体的各个系统、器官和组织的生理功能从成熟走向衰退。同时中年期也是人一生中身心负荷最重的时期，因此，中年期的心理健康问题也尤为突出。

1. 中年期心理发展特点　心理发展日趋成熟；心理活动能力继续发展并不断提高；心理冲突较为严重；更年期的心理变化 。

2. 中年期心理健康　重新定义成功，调整抱负水平；保持和谐的人际关系；学会休闲；重视感情生活的调节；调节性心理，改善婚姻关系；平稳渡过更年期。

### （七）老年期心理健康

1. 老年期心理发展特点　感知功能下降；记忆力减退；丧失感与孤独感；情绪和性格改变；疑病和病态心理。

2. 老年期心理健康　更新观念，减缓心理衰老；调节情绪，保持平常心态；培养健康有益的情趣；适当的劳动和适度锻炼；倡导良好的社会风尚；完善社会支持系统。

## 第二部分　护考考点解析

### 本章护士执业资格考试考点讲解

音频：
考点讲解

老年期心理发展特点

## 第三部分　测试题

**$A_1$ 型题**

1. 下列哪项不属于心理发展（　　）
   A. 3 岁左右的孩子表现出独立意识，显得不太听话
   B. 青春期的孩子认为自己已经长大成人
   C. 更年期变得烦躁、多疑
   D. 青年人比较关注内在的“我”
   E. 生病时情绪低落、脾气暴躁
2. 在个体心理发展中起主导作用是（　　）
   A. 先天素质　　B. 营养条件　　C. 家庭氛围
   D. 学校教育　　E. 社会环境
3. 心理卫生是指（　　）
   A. 高效而满意的状态　　B. 达到心理健康的手段
   C. 最佳的功能状态　　D. 良好的适应能力
   E. 和谐人际关系
4. 现代心理卫生运动的发起人是（　　）
   A. 詹姆斯　　B. 迈耶　　C. 马斯洛
   D. 比尔斯　　E. 米特尔曼

5. 以下不属于心理健康标准的是（　　）
A. 智力正常　B. 情绪良好　C. 体格健全
D. 人际和谐　E. 适应环境

6. 情绪正常是指一个人的情绪反应与其所处的（　　）保持一致。
A. 生活　B. 地位　C. 态度
D. 性格　E. 情境

7. 开始注重个体心理卫生的最早时期应是（　　）
A. 青少年时期　B. 婴儿期　C. 幼儿期
D. 胚胎期　E. 新生儿期

8. 研究证实，孕妇吸烟过多不会导致（　　）
A. 自然流产率增高　B. 胎儿死亡的可能性增加　C. 克汀病
D. 早产儿　E. 胎儿畸形

9. 以下哪项不是目前常用的胎教方法（　　）
A. 音乐胎教　B. 言语胎教　C. 抚摸胎教
D. 视觉训练胎教　E. 听觉训练胎教

10. 4 个月后，婴儿对母亲、家庭成员或陌生人的微笑是不同的，这种笑的反应属于（　　）
A. 有选择的社会性微笑　B. 自发性微笑
C. 无选择性的社会性微笑　D. 条件反射的笑
E. 无意识的笑

11. 关于婴儿心理健康的维护，不合理的一项是（　　）
A. 母乳喂养　B. 适宜的信息与刺激
C. 培养独立意识　D. 保证充足的睡眠
E. 动作训练有序进行

12. 儿童语言发展的关键期是（　　）
A. 婴幼儿期　B. 幼儿期　C. 学龄期
D. 新生儿期　E. 童年期

13. 个体自我意识发展的开始时期是（　　）
A. 婴幼儿期　B. 幼儿期　C. 学龄期
D. 新生儿期　E. 童年期

14. 幼儿的主导活动是（　　）
A. 训练　B. 学习　C. 劳动
D. 交往　E. 游戏

15.（　　）是人格发展的关键期，此期塑造孩子的良好人格十分重要。
A. 0~1 岁　B. 1~3 岁　C. 2~4 岁
D. 3~7 岁　E. 6~12 岁

16. 学龄期是儿童心理发展上的一个重大转折期，是因为（　　）
A. 由机械记忆向理解记忆发展
B. 动作思维发展到形象思维
C. 游戏为主导转向学习为主导
D. 无意注意向有意注意发展
E. 想象力丰富

17. 童年期心理健康维护，下列哪项不合理（　　）
A. 建立正常的同伴交往和良好亲子关系
B. 培养团队精神
C. 养成良好品行
D. 丰富游戏活动
E. 激发学习动机
18. 下列哪个时期被称为心理发展的“狂风暴雨”期（　　）
A. 幼儿期　　B. 儿童期　　C. 青春期
D. 青年期　　E. 中年期
19. 初中生不愿听取父母的意见，却又希望从父母那里得到理解。这一现象主要体现了其心理发展的（　　）
A. 反抗性和依赖性　　B. 动荡性和稳定性　　C. 社会性和现实性
D. 多变性和适应性　　E. 现实性和计划性
20. 大多数孩子的性意识一般在下列哪个阶段开始觉醒（　　）
A. 幼儿阶段　　B. 小学阶段　　C. 初中阶段
D. 高中阶段　　E. 大学阶段
21. 让孩子平稳度过“心理断乳期”，下列做法不妥的是（　　）
A. 客观评价孩子的行为
B. 尊重孩子的选择
C. 让孩子自己拿主意，大人不应干涉
D. 倾听孩子的要求和意见
E. 教会孩子辩证地分析问题
22. 关于青年期心理发展的特点，哪项不正确（　　）
A. 开始关注内在的“我”
B. 分析问题解决问题的能力逐渐提高
C. 人格形成
D. 性意识觉醒，对异性比较关注
E. 智力发展的高峰期
23. 关于男性更年期，目前国际上公认的年龄是（　　）
A. 40~50 岁　　B. 45~55 岁　　C. 50~60 岁
D. 55~60 岁　　E. 60~65 岁
24. 对于中年人责任心强，希望事事成功却又力不从心而导致的心理压力，最佳的调适是（　　）
A. 重新定义成功，调整抱负水平　　B. 改善婚姻关系
C. 保持和谐人际关系　　D. 加强锻炼
E. 丰富情感生活
25. 老年期退行性变化最明显的心理过程是（　　）
A. 感知觉　　B. 记忆　　C. 思维
D. 想象　　E. 注意
26. 老年人记忆特点哪项是错误的（　　）
A. 机械记忆下降　　B. 有意记忆是主导　　C. 逻辑记忆好
D. 理解记忆不逊色　　E. 远事记忆遗忘，近事记忆效果好

27. 预防老年性痴呆的干预措施不包括（　　）
A. 广交朋友
B. 合理膳食
C. 常动脑和动手
D. 为保存体力少参加或不参加文体活动
E. 建立健康向上的生活态度，预防心理衰老

28. 下列哪项不属于我国心理卫生工作预防的内容（　　）
A. 设法向整个人群和社区提供心理健康知识
B. 预防和控制精神疾病的发生
C. 对有精神病家族史的个体进行预防接种
D. 尽早发现、尽早治疗各种精神疾病
E. 减轻慢性精神病患者的残疾程度

29. 婴儿与主要抚养者（通常是母亲）之间的最初的社会性联结叫（　　）
A. 情感　　B. 依恋　　C. 亲子关系
D. 母子关系　　E. 父子关系

30. 年岁增长让老人常感觉头晕头痛、耳鸣心悸，但到医院检查却查不出问题，老人们认为是医生没有说实话。老年人这种心理是（　　）
A. 感知觉异常　　B. 注意障碍　　C. 思维障碍
D. 记忆错乱　　E. 疑病心理

**$A_2$ 型题**

31. 一位奥运会金牌得主在回答记者提问时，把奥运会的比赛说成 20% 是身体方面的竞技，80% 是心理上的挑战。这说明（　　）
A. 体育竞技比赛中，身体方面的竞技无关紧要
B. 只要心理品质好，体育比赛就能获胜
C. 一个人的成功与其良好的心理品质和健康的人格密切相关
D. 身体素质在一个人的学习、工作和生活中作用不是太大
E. 心理素质好的人容易拿金牌

32. 王某，男，19 岁，大一新生。进校后出现各种不适应，对大学生活感到迷茫和失望。入校快一个学期了，都不知道自己学到了什么，也不知道自己所学的专业将来是做什么的，更不知道是不是适合自己。对照心理健康的标准，王某主要是哪方面出了问题（　　）
A. 人际关系不和谐　　B. 自我意识不明确　　C. 情绪控制差
D. 意志薄弱　　E. 人格不完整

**$A_3$ 型题**

（33~34 题共用题干）

某男，中学生，脾气不好，遇事容易冲动，常因一些小事发火。虽事后也后悔，可总是“品性难改”，为此感到很苦恼。

33. 该学生的问题从心理上说属于（　　）
A. 情绪控制力差　　B. 人格障碍　　C. 能力差
D. 道德品质不好　　E. 焦虑障碍

34. 矫正该同学的心理问题最佳的措施是（　　）
A. 加强锻炼　　B. 学会发泄情绪　　C. 学会克制
D. 责任心训练　　E. 学习技能训练

**X 型题**

35. 毕生发展观点包括（　　）
A. 发展是毕生过程　　B. 发展是多维的
C. 发展是不断进步　　D. 发展是获得和衰退的结合
E. 所有的心理变化都叫发展

36. 幼儿期的心理保健需要注意的是（　　）
A. 养成良好的生活和行为习惯
B. 早期智力开发，多进行算术和识字训练
C. 丰富其游戏活动，训练其各种技术和学会同伴交往
D. 培养其独立性和塑造良好人格
E. 正确对待孩子的过失和错误，要因势利导

37. 老年人心理保健包括（　　）
A. 采取积极向上的生活态度，预防心理衰老
B. 子女应多与父母联系，经常探望和问候父母
C. 人的机能是"用进废退"，老年人应该多到健身房进行力量训练
D. 健全社会养老保险制度
E. 学会包容，保持平常心态

## 案例分析题

赵大爷，82 岁高龄，有一天看到身上有些红点，便怀疑自己得了什么病，正巧电视广告介绍红斑狼疮的病症，赵大爷便对号入座了。告诉子女后，子女带他去医院做了检查。可得到不是红斑狼疮的确诊后，老人觉得大夫没跟他说实话，对大夫也不信任了。回家后，因放心不下，老人三天三夜吃不好，睡不好。

1. 赵大爷目前的心理问题是什么？
2. 如何帮助赵大爷摆脱这种心理困扰？

（蓝琼丽　张　蔚）

# 第四章　心理应激与心身疾病

## 第一部分　本章重点与难点解析

### 一、应激与心理应激

应激是个体面临或觉察到环境变化对机体有威胁或挑战时做出适应性和应对性反应的过程。加拿大生理心理学家塞里第一个系统使用应激概念说明机体受到威胁时所发生的调节反应，这一反应被塞里称为“一般适应综合征”。一般适应综合征可划分为三期：警觉期、抵抗期和衰竭期。

心理应激为个体在察觉需求与满足需求的能力不平衡时倾向于通过整体心理和生理反应表现出来的多因素作用的适应过程。

### 二、心理应激过程

按照心理应激过程模型，可将心理应激过程分为应激源、应激中介因素、应激反应和结果四部分。（图 4-1）

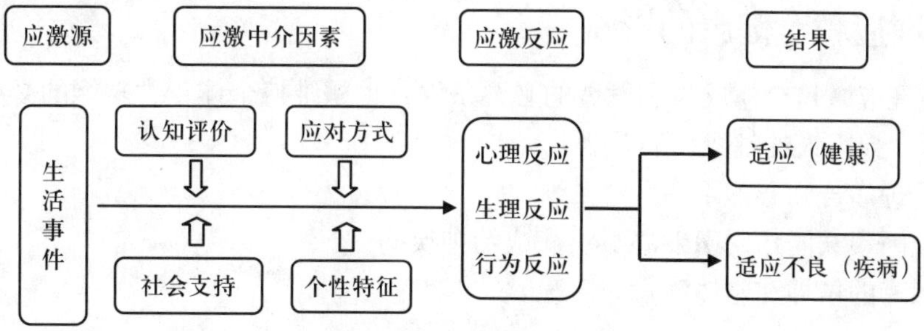


**图 4-1　心理应激过程模式图**

#### （一）应激源

应激源是指能够引起应激的机体内、外环境刺激因素。根据应激源的内容和性质将其分为躯体性应激源、心理性应激源、文化性应激源、社会性应激源。社会性应激源中的生活事件是造成心理应激并可能进而损害个体健康的最主要因素。

#### （二）应激中介因素

应激中介因素主要包括认知评价、应对方式、社会支持、个性特征。

认知评价是指个体对遇到应激源的性质、程度和可能的危害情况做出估计，同时也可估计面临应激源时个体可动用的应对资源。认知评价经历分初级评价阶段、次级评价阶段两个阶段。

应对方式是指个体对生活事件以及因生活事件而出现的自身不平衡状态所采取的认知和行为措施。应对方式分为两类：一是问题指向的应对，二是情绪指向的应对。

社会支持是指个体与社会各方面包括亲属、朋友、同事等人以及家庭、单位、社会团体等组织所产生的精神上和物质上的联系程度。

个性与认知评价、应对方式、社会支持和应激反应等因素存在广泛联系，个性通过与各因素间的相互作用，最终影响应激心身反应的性质和程度，并与个体的健康和疾病紧密联系。

（三）应激反应

1. 生理反应

（1）心理－神经中介机制：交感神经－肾上腺髓质轴被激活，释放大量儿茶酚胺，引起肾上腺素和去甲肾上腺素的大量分泌，致使中枢兴奋性增高，导致心理的、躯体的和内脏的功能改变。

（2）心理－神经－内分泌中介机制：当应激源刺激过强或持续时间过久，通过心理－神经中介机制的作用不足以应对时，通过激活下丘脑－腺垂体－肾上腺皮质轴，使下丘脑分泌促肾上腺皮质激素释放因子，促使腺垂体释放促肾上腺皮质激素，进而促进肾上腺皮质激素特别是糖皮质激素的合成与分泌，从而引起一系列的生理变化。

（3）心理－神经－免疫机制：短暂而不太强烈的应激不影响或略增强免疫功能，但长期较强烈的应激会损害下丘脑，造成糖皮质激素分泌过多，降低巨噬细胞活力，干扰淋巴细胞再循环，引起淋巴组织退化，同时胸腺退化，阻止T淋巴细胞成熟，使人体细胞免疫功能下降。糖皮质激素还能抑制免疫球蛋白的形成，从而影响体液免疫功能，导致机体抵抗力下降。

2. 心理反应　应激的心理反应主要有不良情绪反应和认知能力改变，不良情绪反应有焦虑、抑郁、恐惧、愤怒、敌意；在认知能力改变方面表现为：①适度的应激可以提高个体的唤醒水平，提升认知能力；②较剧烈或持续时间较长的应激，则会导致个体的唤醒水平超过了最适点，反而造成认知能力下降，表现为注意力涣散、记忆力减退、逻辑思维能力下降等。

3. 行为反应　积极的行为反应有寻求问题解决策略和情绪缓解策略，消极的行为反应有逃避与回避、退化与依赖、敌对与攻击、无助与自怜、物质滥用等情形。

## 三、心理应激对健康的影响

适度的心理应激是个体成长和发展的必要条件，也是维持个体正常功能的必要条件。强烈或持久的应激会损害人的健康，表现为：

1. 造成生理痛苦和心理不适。
2. 与其他因素共同作用引发心身疾病或精神疾病。
3. 加重已有的精神和躯体疾病。

## 四、心理应激的应对

应激的应对主要分为无意识应对和有意识的应对两大类。

（一）无意识的心理应对

心理防御机制是指个体在应付心理压力或挫折和适应环境时无意识采用的心理策略。它具有解脱烦恼，减轻内心不安、恢复心理平衡和稳定的作用。

常见的心理防御机制有：升华、合理化、补偿、抵消、幽默、压抑、否认、反向、幻想、投射、转移和退化。

（二）有意识的心理应对

1. 问题关注应对和情绪关注应对

（1）问题关注应对：是针对事件或问题的应对策略，通常指主观能动地改变不利环境。主要的策略有：①解决问题；②获得信息；③寻求社会支持；④直面问题。

（2）情绪关注应对：是指应对那些不可控的应激源产生的影响，改变自己对事件的情绪反应强度的策略。主要包括：①改变认知策略；②转移注意力；③自我暴露或宣泄；④行为放松训练；⑤回避问题。

2. 一般应对　心理应激的一般应对包括：有氧运动锻炼；合理科学饮食；保证睡眠与休息；掌握时间管理技术；建立社会支持系统。

## 五、心身疾病的概念

广义的心身疾病是指心理社会因素在疾病的发生、发展过程中有重要作用的躯体器质性疾病和躯体功能性障碍；狭义的心身疾病则指心理社会因素在疾病的发生、发展过程中有重要作用的躯体器质性疾病，如冠心病、原发性高血压、溃疡病等。

心身疾病主要有以下特征：①疾病的发生发展与心理社会因素有关，通过心理中介或生理中介而发病；②有明确的器质性病变或躯体功能性障碍的症状；③心身疾病通常发生在自主神经支配的系统或器官；④遗传和人格特征与心身疾病的发生有一定的关系，不同人格特征的个体对某些心身疾病的易感性不同；⑤同样性质或强度的心理社会因素，对于一般人，只引起正常范围内的生理反应，而对于心身疾病易感者，则引起明显的病理生理反应。

心身疾病分布于全身各系统，一般认为原发性高血压、冠心病、哮喘、溃疡病和恶性肿瘤是较为明确的心身疾病。

## 六、心身疾病的致病因素

1. 生理因素　现已发现，高甘油三酯血症是冠心病的生理始基，高尿酸血症是痛风症的生理始基，高蛋白结合碘者则为甲状腺功能亢进的生理始基。

2. 心理行为因素　主要包括：负性情绪，如愤怒、恐惧、焦虑、忧愁、悲伤等；独特的人格特征，如A型行为与冠心病发病密切相关；不健康行为等。

3. 社会因素　个体生活中的遭遇和变故统称为生活事件，是个体应激源的主要来源，生活事件对健康的影响具有累加效果。霍尔姆斯（Holmes）编制了《社会再适应评定量表》。研究发现，一年的生活变化单位（life change units，LCU）累积分与第二年患病存在正相关。

## 七、心身疾病的防治原则

心身疾病的治疗原则遵循心身同治的原则和急则治标、缓则治本的原则。在心身疾病的预防上要加强心理卫生宣教，向广大群众宣传和普及心理卫生知识，强调保持良好的心态；培养健全的人格，对社会不同人群及个体发展的不同阶段进行心理保健，矫正不健康的行为，如吸烟、酗酒、暴饮暴食、缺乏运动、A型行为等；消除各种有害的心理社会刺激因素，及时发现心理危机，如自杀、吸毒等，并给予指导和帮助，进行适当的疏导和调整，以减少不良的心理刺激；对有遗传倾向者（如糖尿病、肥胖、高血压等）应注意做好心理预防措施，加强行为训练和控制，如放松训练、自我监督和自我控制。

## 八、常见的心身疾病

### （一）原发性高血压

1. 原发性高血压发病的心理社会因素

（1）与应激有关，高血压的发病与应激强度、频率、持续时间成正相关。

（2）情绪因素：持续的情绪紧张往往是造成血压持续升高的直接原因。

（3）不良行为：危险的生活方式可增加高血压的患病风险或恶化病程，如高盐饮食、肥胖、吸烟、酗酒、缺少运动等不良行为因素均能影响高血压的发生、持续存在和恶化。

2. 患者心理特点　高血压患者因为疾病的病程长，容易反复，需长期用药等基本特点而具有烦躁、敏感、易紧张、易怒、拒绝治疗等心理。

3. 心理护理要点　疏导患者负性情绪；降低应激源的影响；指导患者实施自我心理护理。

### （二）冠心病

1. 心理社会因素

（1）冠心病的发病与 A 型行为、愤怒及敌意有关，A 型行为者的冠心病继发心肌梗死的可能性是非 A 型行为冠心病患者的 5 倍。

（2）心理应激对临床前期冠心病产生不良影响，心理应激被认为在促发心脏事件和猝死方面可起关键作用。

（3）不良生活方式，如吸烟、缺乏运动、特定的饮食习惯等因素与冠心病密切相关。

2. 心理特点　发病初期主要是恐惧心理，这也是造成病情加重的原因。因为对疾病的不了解，使患者的注意力总是集中在机体的不舒适上，导致患者在疾病期间处于焦虑的状态中。在治疗过程中患者逐渐认识到了疾病的一些特点，进而会考虑今后的生活中个体的独立性丧失，生活自理能力下降等，患者会产生抑郁的心理活动，出现情绪低落、苦闷、失眠、食欲减退等。

3. 心理护理　调节生活方式；矫正 A 型行为；缓解患者情绪。

### （三）消化性溃疡病

1. 消化性溃疡病发病的心理社会因素

（1）生活事件刺激：溃疡病的发生与生活事件所导致的心理紧张状态有关。

（2）情绪因素：与紧张有关的情绪，如焦虑、愤怒、敌意有关。

（3）人格特征：消化性溃疡患者的人格倾向于情绪不稳定、焦虑、紧张、易怒，往往又有忧郁、对外界刺激反应强烈等特征。

2. 心理特点　消化性溃疡患者多表现为孤独，缺少人际交往，被动拘谨、顺从、依赖性强、缺乏创造性、刻板、情绪不稳定、遇事过分思虑，过分关注自己，常处于患得患失的矛盾之中。由于其惯于自我克制，使之情绪得不到宣泄。

3. 心理护理要点　调整生活态度；提供心理支持。

### （四）糖尿病

1. 心理社会因素在糖尿病发生发展中的作用

（1）社会环境因素：糖尿病的发生与应激性生活事件有一定的关联。

（2）负性情绪：糖尿病的发生与发展与抑郁、紧张、悲伤和愤怒等负性情绪有关。

2. 心理特点　近年来通过研究和调查发现，高抑郁、回避痛苦、注意分散、对应激的唤醒水平低、不善于延迟满足等是糖尿病患者的典型行为特征。由于糖尿病患者的饮食要求较高，不得不改善原有的饮食习惯，因此，担心营养摄入不足，或因不能与正常人一样地生活而沮丧、压抑。而患者在疾病早期对疾病的认识不足，不愿改变生活习惯，造成疾病的加重，在疾病后期，机体多个系统受累，引发并发症，又容易失去治疗信心而自暴自弃，这些均是糖尿病患者的心理特点。

3. 心理护理要点　疏导情绪；做好健康教育。

### （五）恶性肿瘤

1. 心理社会因素在癌症发生发展中的影响

（1）生活事件：癌症的发生与严重的负性生活事件关系密切。

（2）人格特征：C 型行为特征的人更容易罹患癌症。

（3）情绪因素：心理压力过大不能适时调节，导致抑郁、失望、悲哀、恐惧等情绪是产生肿瘤的重要原因。

（4）不良行为：长期不健康的生活方式，如不良的饮食习惯，吸烟、酗酒、缺乏运动等，如过多食用腌制食品，嚼食槟榔等是癌症发生的重要因素。

2. 癌症患者心理特点 一般癌症患者在整个病程中的心理反应大致分为四个时期，即休克－恐惧期、否认－怀疑期、愤怒－沮丧期、接受－适应期。

3. 癌症患者的心理护理要点 提供心理支持；改变不良的疾病认知，增强治疗的信心；协助建立良好的人际关系；恢复社会支持系统；提高患者的应对技巧。

# 第二部分 护考考点解析

## 本章护士执业资格考试考点讲解

（本章在护士执业资格考试中无具体要求）

# 第三部分 测试题

**$A_1$ 型题**

1. 最早提出应激学说的心理学家是（　　）

A. 塞里　　B. 斯金纳　　C. 桑代克
D. 罗杰斯　　E. 弗洛姆

2. 一般适应综合征分三期，以下选项正确的是（　　）

A. 觉醒期、抵抗期、适应期　　B. 觉醒期、抵抗期、衰竭期
C. 警觉期、抵抗期、适应期　　D. 警觉期、抵抗期、衰竭期
E. 警觉期、适应期、衰竭期

3. 根据应激源的内容和性质将其分为（　　）

A. 生理性应激源、心理性应激源、文化性应激源、环境性应激源
B. 躯体性应激源、心理性应激源、职业性应激源、社会性应激源
C. 躯体性应激源、生活性应激源、文化性应激源、社会性应激源
D. 生理性应激源、心理性应激源、文化性应激源、生活性应激源
E. 躯体性应激源、心理性应激源、文化性应激源、社会性应激源

4. 生活中，最为普遍的一类应激源为（　　）

A. 生理性应激源　　B. 心理性应激源　　C. 文化性应激源
D. 不可控性应激源　　E. 社会性应激源

5. 下列属于心理性应激源的是（　　）

A. 饮食习惯改变　　B. 噪音　　C. 受到奖励
D. 失眠　　E. 考试焦虑

6. 下列情绪中全部属于应激的情绪反应的是（　　）

A. 嫉妒、抑郁、孤独、恐惧、敌意
B. 焦虑、绝望、愤怒、恐惧、敌意
C. 焦虑、绝望、孤独、恐惧、敌意
D. 焦虑、抑郁、愤怒、厌恶、悲伤
E. 焦虑、抑郁、愤怒、恐惧、敌意

7. 应激中最常出现的情绪反应是（　　）

A. 焦虑　B. 抑郁　C. 愤怒　D. 恐惧　E. 悲伤

8. “以小人之心，度君子之腹”的心理防御机制是（　　）

A. 投射　B. 抵消　C. 转移　D. 合理化　E. 补偿

9. “某人在工作中受气，回家把火发泄到孩子身上”这属于哪种防御机制（　　）

A. 否认　B. 转移　C. 压抑　D. 合理化　E. 补偿

10. “酸葡萄，甜柠檬”是心理防御机制中的（　　）

A. 合理化　B. 否认　C. 反向　D. 退化　E. 升华

11. 一位中年妇女与丈夫吵架后，因矛盾无法化解，一赌气回了娘家，该种应激的行为反应属于（　　）

A. 冷漠　B. 直接攻击　C. 退化　D. 固着　E. 间接攻击

12. 心理应激对健康的影响是（　　）

A. 积极与消极影响皆有　B. 无任何影响　C. 只有积极的影响　D. 只有消极的影响　E. 消极影响大于积极影响

13. 狭义的心身疾病是指心理社会因素在疾病发生、发展过程中起重要作用的（　　）

A. 心理功能性障碍　B. 心理器质性疾病　C. 躯体功能性障碍　D. 躯体器质性疾病　E. 躯体器质性疾病和躯体功能性障碍

14. 社会再适应量表中，LCU 最高的事件是（　　）

A. 结婚　B. 配偶死亡　C. 退休　D. 转学　E. 工作变动

15. 与冠心病的发病密切相关的性格特点是（　　）

A. A 型人格　B. B 型人格　C. AB 型人格　D. C 型人格　E. O 型人格

16. 与恶性肿瘤的发病密切相关的人格类型是（　　）

A. A 型人格　B. B 型人格　C. D 型人格　D. C 型人格　E. O 型人格

17. 下列属于消化性溃疡病患者的性格特点的是（　　）

A. 对自己要求严格　B. 待人刻薄　C. 情绪稳定　D. 遇事过分思虑，过分关注自己　E. 争强好胜

18. 同学小王，平素成绩很好，在一次重要的考试失败后，心情极度苦闷，借酒浇愁，醉倒在宿舍。小王的应对行为属于（　　）

A. 问题关注应对　B. 情绪关注应对　C. 生理反应应对　D. 物质滥用　E. 转移

**$A_2$ 型题**

19. 李先生，48 岁，国企技术员。工作环境温度较高，噪声较大，工作负荷也很大，班组的人际关系复杂，因其得不到上司赏识迟迟没有晋升，以致其上班消极怠工。导致他出现消极怠工的最主要的应激源是（　　）

A. 躯体性应激源　B. 心理性应激源　C. 文化性应激源
D. 社会性应激源　E. 日常生活应激源

20. 某患者第二天即将进行手术，当天晚上非常紧张，为了保证充足的睡眠，更好地完成第二天的手术，该患者按照之前护士指导的步骤进行放松训练，平复紧张焦虑的情绪，其应对方式为（　　）

A. 问题关注应对　B. 情绪关注应对　C. 应激过程应对
D. 个性特质应对　E. 消极应对

21. 某女患者自从小儿子走丢后，情绪低落，郁郁寡欢，无法正常工作，最后住院静养治疗，这个女患者的儿子走失事件属于（　　）。

A. 躯体性应激源　B. 心理性应激源　C. 社会性应激源
D. 文化性应激源　E. 情感不协调

**$A_3$ 型题**

（22~24 共用题干）

赵先生，55 岁，2 年前被诊断为心绞痛型冠心病。前日，因工作和同事争吵后，心绞痛加重入院治疗。医生诊断后建议进行心脏搭桥手术，并告知了手术风险，赵先生反复思考医生的话，以致夜不能寐。

22. 赵先生所患冠心病与下列哪种行为模式密切相关（　　）

A. A 型行为　B. B 型行为　C. C 型行为
D. D 型行为　E. E 型行为

23. 下列行为不符合赵先生行为模式的是（　　）

A. 有时间急迫感　B. 待人随和　C. 有竞争性
D. 对工作过度提出保证　E. 为成就努力奋斗

24. 下列哪些护理措施是不适合赵先生的（　　）

A. 教会赵先生放松的方法　B. 教会赵先生控制愤怒的方法
C. 指导患者低盐、低脂饮食　D. 耐心倾听患者的倾诉
E. 建议患者康复后停止工作

（25~26 共用题干）

患者女性，45 岁，一个月前因乳腺癌进行手术治疗。手术后恢复情况尚可，但一周来，患者情绪低落，常常独自流泪，对自己的生命非常悲观，睡眠浅，易早醒，有生不如死的感觉。

25. 该患者的情绪状态是（　　）

A. 焦虑　B. 恐惧　C. 抑郁
D. 睡眠障碍　E. 愤怒

26. 针对该患者，下列心理护理措施不正确的是（　　）

A. 陪伴患者，允许其以不同的方式发泄情感，如哭泣
B. 尽量减少探视，不打扰患者
C. 认真倾听患者的倾诉
D. 鼓励患者表达内心的想法，调整和改变其不合理认知
E. 主动关心、热情接待、重视和理解患者

**X 型题**

27. 下列属于应激中介因素的是（　　）
    A. 个性特征　B. 宗教信仰　C. 应对方式
    D. 认知评价　E. 社会支持
28. 下列属于应激的行为反应的是（　　）
    A. 逃避与回避　B. 退化与依赖　C. 物质滥用
    D. 敌对与攻击　E. 无助与自怜
29. 应激心理反应所涉及的方面有（　　）
    A. 注意力涣散　B. 记忆力减退　C. 依赖
    D. 焦虑　E. 逃避
30. 下列疾病属于心身疾病的有（　　）
    A. 冠心病　B. 精神分裂症　C. 乳腺癌
    D. 原发性高血压　E. 肺炎
31. 下列致病因素中与心身疾病的发生有密切关系的是（　　）
    A. 长期紧张、焦虑情绪　B. C 型行为
    C. 长期吸烟　D. 在地震中房子被毁
    E. 免疫力低下

## 案例分析题

王先生，50 岁，6 年前被确诊为 2 型糖尿病。确诊后，他一直注意饮食，坚持服药控制血糖，并且进行足够强度的锻炼。一个月前，单位领导又给王先生增加了一项新的、难度较大的工作，他感到了从来未有的压力。尽管他依然如以往一样注意控制血糖，但是病情却开始恶化，他不得已住进了医院。

请你分析：

1. 王先生病情恶化的主要原因是什么？
2. 如何改善他目前的状况？

（叶高亮）

# 第五章 心理评估

## 第一部分 本章重点与难点解析

### 一、心理评估的概念和作用

1. 心理评估的概念 就是应用观察法、访谈法和心理学测验等多种心理学方法获得信息，对个体某一心理现象做全面、系统和深入的客观描述。

2. 心理评估在护理工作中的作用 主要有以下方面：①心理评估可以评价个体或人群有关疾病的特征；②可以评估疾病发展中的心理过程；③评估各种疾病患者心理行为特点和其发生发展规律；④评估个体的各种心理特征、心理社会因素对疾病的发生、发展以及预后的康复影响；⑤评估疾病康复过程中的心理护理技术的效果及其与心理社会影响因素的相互作用；⑥评估护理人员的个性心理特征对其工作的影响，以便更好地提高护理质量及服务水平。

### 二、心理评估的原则和注意事项

1. 心理评估的原则 主要有以下原则：①客观性原则；②指导性原则；③动态性原则；④整体性原则；⑤综合性原则；⑥保密性原则；⑦循序渐进原则。

2. 心理评估的注意事项 进行心理评估须注意：①取得患者的信任；②保护患者的利益；③管理好心理测试工具；④对时间和环境的严格要求。

### 三、临床心理评估的基本方法

#### （一）行为观察法

行为观察法是通过对被评估者行为表现直接或间接（通过摄录像设备）的观察或观测而进行心理评估的一种方法。

1. 行为观察法的类型 分为自然观察法与控制观察法两种形式。

2. 行为观察法的具体要求

（1）行为观察的目标：据观察目的、观察方法及观察的不同阶段选择目标行为。对每种准备观察的行为给予明确的定义，以便准确地观察和记录。

（2）行为观察的时间：包括确定观察期、观察次数、间隔观察和观察持续时间。一般情况每次观察的时间在10~30分钟。具体的观察时间、次数、间隔时间等，应根据目标行为出现的时间特点来确定。

（3）行为观察的记录：常因观察方法不同而采取不同的记录方法。一般情况下，定式观察有固定的记录程序和方法，只要严格遵循即可；非定式观察常采用描述性的记录方法，不仅要记录观察到的目标行为表现、频率，还要进行推理判断。

3. 行为观察法的注意事项

（1）尽可能客观、完整和准确地观察事件或目标行为。

（2）在观察和评估过程中，观察者要充分意识到自己的“角色”，特别是自己的感觉和反应。

（3）观察者要控制自己，不对那些与目标行为关系不大的特殊行为和突发事件发生兴趣。

（4）对于与自己年龄和文化背景相差悬殊的人，观察者在分析结果时应尽量从被观察者角度而不是自己的角度去理解他们的行为。

### （二）临床访谈法

临床访谈法也称作临床交谈法、临床晤谈法等。其基本形式是一种面对面的语言交流，也是心理评估中最常用的一种基本方法。

1. 临床访谈法的类型　包括自由式访谈、结构式访谈和半结构式访谈三种。

（1）自由式访谈的谈话是开放式的，气氛比较轻松。被评估者较少受到约束，可以自由地表现自己。

（2）结构式访谈是根据特定目的预先设定好一定的结构和程序，谈话内容有所限定，效率较高。

（3）半结构式访谈有主题的限制，但无严格的提问顺序，此方法不仅具有自由式访谈和结构式访谈的优点，而且又能较好地克服两者的不足和缺点，是近年来应用较多的一种访谈方法。

2. 临床访谈法的访谈内容　包括：有关障碍（问题）的情况；家庭背景；个人成长；其他。

3. 临床访谈法的技巧和策略　主要有：建立良好的信任关系；耐心倾听；恰当采用开放式或封闭式提问；避免偏离主题；恰当的记录。

### （三）心理测验法

1. 心理测验的定义　是在标准的情境下，对行为样本进行客观分析和描述的一种方法。

2. 心理测验的类型

（1）根据测验功用分类：可分为智力测验、人格测验、神经心理学测验、临床心理测验和职业咨询测验。

（2）根据测验方法分类：可分为问卷法、作业法和投射法。

（3）根据一次测验的人数分类：可分为个别测验和团体测验。

（4）根据操作方式分类：可分为言语测验和非言语（或称操作）测验。

3. 标准化心理测验的特征　有以下特征：①标准化，指心理测验的施测方法、计分方法、标准结果的换算法等都要按一定的规定进行，方符合标准测验的条件。②常模，是一种可供比较的标准量数。③信度，指同一受试者在不同时间用同一测验（或用另一套相等的测验）重复测验，所得结果的一致性程度，它反映了工具的可靠性和稳定性。④效度，是测验可以测查到所要测查的对象的性质和程度。

## 四、护理工作中常用的心理测验

### （一）智力测验

1. 智力测验概念　智力测验是心理诊断中最常用的工具之一，主要用于评估患者的智力水平和智力功能损伤或衰退的程度，以及甄别儿童智力发展水平。智力测验结果的量化单位用智商表示，有两种算法：比率智商和离差智商。

（1）比率智商：计算方法为：$IQ=MA/CA\times100$（MA 为智龄，指智力所达到的年龄水平，即在智力测验上取得的成绩；CA 为实龄，指测验时的实际年龄；设定 MA 与 CA 相等时为 100）。

（2）离差智商：是用统计学的标准分概念来计算智商，表示被试者的成绩偏离同年龄组平均成绩的距离（以标准差为单位），每个年龄组 IQ 均值为 100，标准差为 15。计算公式为 IQ=100+15（X–M）/SD。公式中 X 为被试者的成绩，M 为样本成绩的均数，SD 为样本成绩的标准差。

2. 常用的智力测验

（1）斯坦福 – 比奈量表：这是世界上第一个智力量表。测验适用于 2~18 岁的人群。测验时间较短，一般 30 分钟左右即可完成。

（2）韦克斯勒智力量表：是目前世界上使用最广泛的智力评估测验，是美国心理学家韦克斯勒编制的一系列用于不同年龄人群的智力量表，分别为韦氏成人智力量表（WAIS）及其修订本（WAIS-R），适用于 16~74 岁；韦氏儿童智力量表（WISC）及其修订本（WISC-R 和 WISC- Ⅲ），适用于 6~16 岁；韦氏学龄前儿童智力量表（WPPSI）及其修订本（WPPSI-R），适用于 3~6 岁半。

### （二）人格测验

1. 明尼苏达多项人格调查表（MMPI）　MMPI 适用于 16 岁以上有 6 年以上教育年限者，MMPI-2 提供了成人和青少年常模，可用于 13 岁以上青少年和成人。既可个别施测，也可团体测查。MMPI 共有 566 个自我陈述形式的题目，其中 1~399 题是与临床有关的，其他属于一些研究量表，题目内容范围很广，包括身体各方面的情况、精神状态、家庭、婚姻、宗教、政治、法律、社会等方面的态度和看法。

MMPI 共有 14 个分量表，包括 4 个效度量表和 10 个临床量表。

2. 艾森克人格问卷　EPQ 成人问卷适用于测查 16 岁以上的成人，儿童问卷适用于 7~15 岁儿童。国外 EPQ 儿童本有 97 项，成人 101 项。我国龚耀先的修订本成人和儿童均为 88 项；与此同时，北京大学的陈仲庚也建立了 EPQ 的成人北京常模，修订的 EPQ 有 85 项。EPQ 由三个人格维度（P 精神质、E 内外向和 N 神经质）一个效度量表（L 掩饰性）组成。

3. 卡特尔十六种人格因素测验　卡特尔十六种人格因素测验（16PF）是测量人们十六种基本的性格特质。该量表共有 187 个题目，适用于 16 岁以上的成人，该测验对了解个体的人格倾向、选拔人才和职业咨询有一定的参考价值。

4. 罗夏墨迹测验　由瑞士精神科医生罗夏于 1921 年设计和出版。罗夏测验的材料由 10 张结构模棱两可的墨迹图组成，其中 5 张为各不相同的灰色阴晕的墨迹图片，另 5 张为全部或部分彩色的墨迹图片。

5. 主题统觉测验　主题统觉测验测量的是个人的内隐需要。这套测验共有 19 张内容暧昧的图片，另有 1 张空白卡片。图片的暧昧之处在于它所描绘的事件可以有好几种解释方式。施测时，要求被试去构建一个和图片中的人物有关的故事，描述导致图片中所示情境的原因是什么，人物正感受到怎样的情绪，以及可能有怎样的结局。解释时考虑下列因素：所涉及的人际关系的性质，人物的动机，以及这些人物所显露出的现实感。

### （三）症状评定量表

评定量表是临床心理评估和研究的常用方法，评定量表有自评量表和他评量表两种形式，常用的量表主要有症状自评量表、生活事件量表、应对方式量表和社会支持量表等。

1. 症状自评量表　又称为 90 项症状清单（SCL-90）该量表包括的 10 个心理症状因子：躯体化、强迫症状、人际关系敏感、抑郁、焦虑、敌对、恐怖、偏执、精神病性、其他（睡眠和饮食）。因子分用于反映有无各种心理症状及其严重程度。因子分越高，反映症状越多，障碍越明显。90 项症状清单的每个项目后按“没有、很轻、中等、偏重、严重”等级以 1~5 级选择评分，由被试者根据自己最近情况和体会对各项目选择恰当的评分。

2. 抑郁自评量表　由 20 个与抑郁症状有关的条目组成。用于反映有无抑郁症状及其严重程度。适用于抑郁症状的成人，也可用于流行病学调查。

3. 焦虑自评量表由 20 个与焦虑症状有关的条目组成。用于反映有无焦虑症状及其严重程度。适用于焦虑症状的成人，也可用于流行病学调查。

4. 生活事件量表　由 48 项较常见的生活事件组成，包括三个方面的问题：家庭生活方面（28 项）、工作学习方面（13 项）、社交及其他方面（7 项）、另外有 2 项空白项目，供填写被试者已经经历而表中并未列出的某些事件。

5. A 型行为类型评定量表　该量表包含 60 个题目，分成 3 部分。

（1）TH 题：含 25 题目，表示时间匆忙感、紧迫感、做事快等。

（2）CH 题：含 25 题目，表示争强好胜、怀有戒心、敌意和缺乏耐心等。

（3）L 题：含 10 个题目，为真实性纠正题。由被测者根据自己的实际情况填写问卷。

6. 护士用住院患者观察量表　本量表有 30 项和 80 项两种版本，主教材主要介绍的是 30 项版本。适用对象为住院的成年精神患者，特别是慢性的精神患者，包括阿尔茨海默病患者。

护士用住院患者观察量表中，每项为一描述性短语，如肮脏、对周围活动感兴趣、自觉一无是处等。该量表主要包含了社会能力、个人卫生、社会兴趣、抑郁、迟滞、激惹及精神病 7 个因子。

# 第二部分　护考考点解析

## 本章护士执业资格考试考点讲解

音频：
考点讲解

1. 心理评估、心理测量的概念及心理评估在护理工作中的作用
2. 心理评估常用方法
3. 心理测验的分类
4. 标准化心理测验的特征
5. 常用的智力测验和人格测验
6. 常用的评定量表

# 第三部分　测试题

**$A_1$ 型题**

1. 心理评估是根据心理学的理论和方法对个体某一（　　）做全面、系统、深入的描述。

A. 心理现象　　B. 心理素质　　C. 心理问题
D. 行为问题　　E. 情绪问题

2. 心理评估常用的方法不包括（　　）

A. 观察法　　B. 作品分析法　　C. 调查法
D. 刺激实验法　　E. 会谈法

3. 心理评估在护理工作中的作用不包括（　　）

A. 增强心理护理工作的有效性和针对性
B. 增强对心身疾病的把握性
C. 增强护理工作的经济效益性
D. 增强心理护理工作的宣教与指导性
E. 增强心理护理工作的科研性

4. 对于心理测验的认识，不正确的观点是（　　）
   A. 心理测验是对行为样本进行客观的标准化的测量
   B. 心理测验的工具是保密的
   C. 测验结果能准确无误地反映一个人的心理特征
   D. 测验实施条件与程序应是统一的
   E. 主试需要经过专业训练

5. 在心理评估过程中，护理人员运用系统的观点对患者的心理现象及影响因素之间的关系进行整合研究，从不同层次和不同水平对患者心理问题进行分析。这体现了心理评估的（　　）原则。
   A. 指导性　　B. 综合性　　C. 整体性
   D. 保密性　　E. 动态性

6. 实施心理评估的注意事项下列哪项是错误的（　　）
   A. 取得患者的信任　　B. 保护患者的利益
   C. 管理好心理测试工具　　D. 在安静、安全的环境中进行
   E. 没有时间限制

7. 下面哪一项不是临床访谈的技巧和策略（　　）
   A. 引导提问　　B. 建立良好的信任关系
   C. 倾听　　D. 避免偏离主题
   E. 记录关键要点

8. 下面哪一项对行为观察法的描述是错误的（　　）
   A. 尽可能客观、完整和准确地观察事件或目标行为
   B. 观察者要意识到自己的感觉和反应
   C. 观察者要控制自己
   D. 观察者可以从自己的角度去理解他人行为
   E. 行为观察法获得的材料比较真实和客观

9. 比奈－西蒙量表属于一种（　　）
   A. 智力测验　　B. 人格测验　　C. 神经心理测验
   D. 评定量表　　E. 投射测验

10. 临床访谈中使用频率最高的提问方式是（　　）
   A. 阐述性提问　　B. 直接性提问　　C. 开放性提问
   D. 引导性提问　　E. 促进性提问

11. 下列不是标准化测验的特征的是（　　）
   A. 常模　　B. 效度　　C. 信度
   D. 样本　　E. 标准化

12. 效度是评价一个测验的（　　）重要指标之一。
   A. 有效性　　B. 灵活性　　C. 精确性
   D. 可靠性　　E. 标准性

13. 一个心理量表的可靠性程度为（　　）
   A. 标准度　　B. 精确度　　C. 效度
   D. 信度　　E. 敏感度

14. 离差智商适用于（　　）
   A. 16 岁以上成人　　B. 18 岁以上成人　　C. 20 岁以上成人
   D. 25 岁以上成人　　E. 任何年龄

15. 比率智商适用年龄范围在（　　）
A. 5 岁或 7 岁以内
B. 8 岁或 10 岁以内
C. 12 岁或 14 岁以内
D. 15 岁或 16 岁以内
E. 17 岁或 18 岁以内

16. 比率智商的计算方法（　　）
A. IQ=（CA/MA）×100
B. IQ=（MA/CA）×100
C. IQ=（CA/MA）×100%
D. IQ=（MA/CA）×100%
E. IQ=（CA/MA）/100

17. 按照韦氏智力等级分布，智商为 110~119 属于（　　）
A. 低于平常智力
B. 平常智力
C. 一般智力
D. 高于平常智力
E. 极超常智力

18. 接受 MMPI 测验的受测者至少具有的文化程度是（　　）
A. 小学以上
B. 初中以上
C. 高中以上
D. 大学以上
E. 均可

19. 韦氏成人智力量表适用于（　　）
A. 16 岁以上的成人
B. 17 岁以上的成人
C. 18 岁以上的成人
D. 19 岁以上的成人
E. 20 岁以上的成人

20. 卡特尔人格因素测验将人格根源特质分为（　　）
A. 8 种
B. 12 种
C. 16 种
D. 18 种
E. 22 种

21. 专门用于反映焦虑症状的量表是（　　）
A. SAS
B. SDS
C. SCL-90
D. MMPI
E. LES

22. 评估冠心病患者的行为特征，一般采用（　　）
A. EPQ
B. MMPI
C. A 型行为评定量表
D. SCL-90
E. SAS

23. 某患者易焦虑抑郁，过分敏感，遇到挫折有较强烈的情绪反应，如要求填写埃森克人格问卷，其结果可能性多大的是（　　）
A. E 分低
B. L 分低
C. N 分高
D. P 分高
E. N 分低

24. SDS 反应的是受测者哪方面的主观感受（　　）
A. 心理症状
B. 抑郁症状
C. 生活状态
D. 焦虑症状
E. 人格症状

25. 能够反映个体工作压力和经济困难状况的量表是（　　）
A. SCL-90
B. LES
C. SDS
D. SAS
E. A 型行为量表

26. 下列不属于症状评定量表的是（　　）
A. SAS
B. MMPI
C. SCL-90
D. SDS
E. LES

27. SCL-90 各因子中不包括（　　）
A. 精神病性
B. 人际敏感
C. 焦虑
D. 躁狂
E. 强迫

**$A_2$ 型题**

28. 某公司对新入职人员在人格倾向、管理潜能、工作业绩等方面作一次预测，你认为比较合适的测验为（  ）

A. EPQ　　B. MMPI　　C. 16PF
D. SCL-90　　E. LES

29. 一位40多岁的中年男性与同事相处不好，关系紧张，总是怀疑同事事事针对自己，不知如何是好，故前来就诊。如需做心理评估，应首先考虑选用（  ）

A. WAIS　　B. 16PF　　C. MMPI
D. EPQ　　E. SDS

30. 某患者最近一段时间经常胸闷、心悸，无故地心情不好、烦躁、担忧、容易发脾气等，就诊时SAS测试结果标准分为72分，该患者的焦虑程度属于（  ）

A. 无焦虑症状　　B. 轻度焦虑　　C. 中度焦虑
D. 重度焦虑　　E. 极重度焦虑

31. 某患者最近一段时间经常失眠、心情低落、做事情没有兴趣，甚至觉得活着没意思，就诊时SDS测试结果标准分为68分，该患者的抑郁情绪程度属于（  ）

A. 无抑郁症状　　B. 轻度抑郁　　C. 中度抑郁
D. 重度抑郁　　E. 极重度抑郁

32. 某女性患者，42岁。近1个多月来常在紧张情况下出现头部有重压感、头颈部肌肉酸胀，有时伴有手足发麻和心悸，不适感可持续数天。多次到医院就诊，心电图、胸片及神经系统检测均无异常，数分钟后可自行缓解。该患者可以用以下哪种心理量表辅助诊断（  ）

A. SAS　　B. 16PF　　C. MMPI
D. SDS　　E. WAIS

33. 某男性患者，31岁。因胃部不适、疼痛2个多月入院检查。患者自己感觉疼痛逐渐增加，情绪更加低落，多次哭泣。检查后除发现轻微的胃炎外，未发现其他科解释疼痛的原因，经内科治疗症状无明显改善。该患者可用以下哪种心理量表辅助诊断（  ）

A. SAS　　B. 16PF　　C. MMPI
D. SDS　　E. WAIS

**X 型题**

34. 以下哪些测验属于评定测验（  ）

A. SCL-90　　B. SDS　　C. SAS
D. LES　　E. TAT

35. 在实施心理评估的过程中应注意（  ）

A. 取得患者的信任　　B. 保护患者的利益
C. 管理好心理测试的工具　　D. 对心理测试的环境严格要求
E. 严格遵守心理测试的时间

36. 对于心理评估人员的要求，以下哪些说法是正确的（  ）

A. 了解心理学及其与健康和疾病的相关知识
B. 熟练掌握心理评估的理论和操作技能
C. 心理评估主要是针对患者，评估人员的人格特点对评估不是很重要
D. 施测前，心理评估人员要教会患者掌握心理评估的理论和操作技能
E. 对待心理评估结果要慎重，注意避免主观歪曲和客观偏差

## 案例分析题

求助者：大一学生，女，18 岁，来自贵州某地，性格较为内向。身体健康，无疾病。父母属于普通的工人，家境一般。但父母比较宠爱，对她唯一的要求即好好学习。但求助者在学业上一直比较一般。近一个月来，睡眠不好，食欲低下，上课常常注意力不集中，记忆力下降，学习效率下降，宿舍人际关系不良。

一般印象：求助者穿着得体，行为举止正常，叙述情况有逻辑有条理。

精神状况：交谈过程中低头，极力避免与老师对视，不时叹气。行为比较拘谨，感到自卑、焦虑。

1. 求助者在心理方面的症状有哪些？

2. 可以借助哪种常用的评定表对其进行诊断？

（杨　萍）

# 第六章　心理护理

## 第一部分　本章重点与难点解析

### 一、心理护理的概述

#### （一）心理护理概念

广义的心理护理：是指在护理全过程中，护理人员通过各种方式和途径，积极影响患者的心理行为，帮助患者在自身条件下获得最适宜的身心状态。

狭义的心理护理：指在护理实践中，护理人员以心理学知识和理论为指导，以良好的人际关系为基础，按一定的程序，运用各种心理学方法和技术消除或者缓解患者的不良心理状态和行为，从而促进疾病转归和康复的方法和手段。

实施心理护理要注意下几方面：

1. 综合使用心理学的理论和方法技术
2. 按程序、有步骤、有计划地实施
3. 由具有一定心理学知识和技能的护理人员实施
4. 针对患者存在或潜在的心理问题实施心理护理

#### （二）心理护理的特点

1. 心身统一性
2. 广泛性与连续性
3. 社会性与发展性
4. 共性与个别性
5. 技术无止境性
6. 预防性

#### （三）心理护理的基本要素

1. 心理护理的基本要素　主要包括四个部分：护理人员、患者、心理学理论及技术、患者的心理问题。

2. 心理护理各要素的作用　心理学理论和技术是指导；准确评估心理问题是选择对策的前提；患者的合作是基础；护理人员的职业心态是关键。

### 二、心理护理在整体护理中的地位和作用

#### （一）心理护理在整体护理中的地位

1. 心理护理是整体护理的核心成分
2. 心理护理以独特功能与其他护理方法融会贯通于整体护理全过程

3. 心理护理与整体护理中其他方法具有本质区别
4. 心理护理必须贯穿于整体护理的始终

### （二）心理护理在整体护理中的作用

1. 建立默契的护患关系
2. 良好的生活护理
3. 治疗过程中心理护理

## 三、心理护理的原则

1. 平等性原则
2. 交往性原则
3. 启迪性原则
4. 针对性原则
5. 自我护理原则
6. 保密性原则

## 四、心理护理的目标

1. 提供良好的环境
2. 满足患者的合理需要
3. 减轻和消除患者不良情绪反应
4. 提高患者的适应能力

## 五、心理护理的主要实施形式

1. 个性化心理护理与共性化心理护理
2. 有意识心理护理与无意识心理护理

## 六、心理护理的程序

### （一）心理护理评估

心理护理评估是根据心理学的理论和方法对患者的心理状态进行全面、系统和深入的客观描述。这是心理护理程序的第一步，其核心内容是广泛收集资料。

心理社会因素评估的内容主要包括 3 个方面：

1. 评估问题行为　评估个体存在的主要临床症状和体征，以及这些症状和体征最早出现的时间、持续时间、出现频率、伴随症状和体征等临床表现。

2. 评估整体功能状态

（1）躯体功能评估：包括个体的生命体征、水电解质平衡、睡眠、排泄、进食等躯体健康水平。评估个体是否存在生理方面的症状和体征，这些生理的改变是否与其心理状态有关。

（2）心理功能评估：在良好的护患关系的基础上，通过临床观察、晤谈，结合相关的心理测验，以及采用相应的心理生理方法对个体的认知功能、情绪状态、意志和行为表现等方面的心理状态进行评估。

（3）社会功能评估：评估个体的社会功能是否存在缺陷及其程度，是否与心理状态或生理功能有关。社会功能体现个体的社会适应状态，主要包括个体的生活自理能力、角色功能、人际交往能力、现实检验能力等多方面。

3. 评估相关因素　收集相关资料，在护理心理学有关理论指导下，对问题行为、影响因素及其可能的机制进行分析，从而对问题性质做出综合评估。包括生理因素和心理社会因素。

### （二）心理护理诊断

1. 心理护理诊断　是心理护理程序的第二个步骤，是在心理评估的基础上对所收集的心理健康资料进行分析，从而确定服务对象的心理健康问题及引起心理健康问题的原因。

2. 心理护理诊断的陈述　完整的护理诊断陈述包括三部分，即健康问题（problem）、病因（etiology）、症状或体征（symptoms or signs），故又称 PES 公式。

3. 临床常用的心理护理诊断

（1）无效性否认

（2）调节障碍

（3）语言沟通障碍

（4）自我形象紊乱

（5）照顾者角色障碍

（6）预感性悲哀

（7）精神困扰

（8）焦虑

（9）恐惧

### （三）心理护理计划

心理护理计划是心理护理程序的第三步，要求护理人员在对以上个体现存的或者潜在的心理行为问题及其相关因素进行评估和判断的基础上进一步确定护理目标，并选择使用于个体的具体心理技术。

1. 设定优先次序　一般可以将患者的心理护理诊断划分为首优问题、中优问题和次优问题。

（1）首优问题：指威胁患者生命或患者认为重要、需要立即行动去解决的问题。

（2）中优问题：指虽然不直接威胁患者的生命，但给其精神上或躯体上带来极大的痛苦，会导致身体上的不健康或情绪上较大变化而严重影响其健康的问题。

（3）次优问题：指个体在应对发展或生活中的变化时所产生的问题，往往不是很急迫或者只需要较少帮助就能解决，一般在护理工作安排中放在最后考虑。

2. 设定护理目标　护理目标有长期目标和短期目标，心理护理的长期目标一般应更多地关注患者对心理健康知识的掌握，以及患者心理自助能力的提高；短期目标是指在短期内需要解决的主要矛盾，一般少于 7 天。

3. 拟订适宜对策　适宜的心理护理对策一定是针对患者个体实际情况、护理人员和患者能够做到的措施和方法。心理护理措施通常分为两大类：支持性的心理护理措施和针对性的心理护理措施。

在心理技术的选择上，还应该结合护理的临床特点作以下考虑：

（1）所选用的心理技术已被证明能有效地改变相应的心理行为问题。

（2）有开展心理技术的有关条件。

（3）患者对某种心理理论具有较好的接受性和主动性。

### （四）心理护理实施

1. 实施前的会谈　会谈内容主要包括以下方面：①介绍心理问题病史及诊断；②介绍心理问题产生的原因；③说明心理护理实施的必要性；④介绍将要采用的心理技术的原理和大致过程；⑤强调心理护理期间主动参与的重要性。

2. 实施过程

（1）建立良好的护患关系

（2）争取家庭及社会支持系统的支持与合作

（3）加强心理健康教育和指导

（4）创造良好的环境

（5）充分发挥患者的主观能动性

（6）促进患者间良好的情绪交流

（7）保护患者隐私

**（五）心理护理评价**

1. 心理护理评价　是指对原定护理计划、措施的可行性和实施的效果等做出检验，并与原来制订的护理目标进行比较，检查预期目标是否达到，对执行措施过程中出现的反应进行分析，找出原因，制订出相应的解决方案，直到达到心理护理的目标。

2. 评价方法

（1）由主管护士长来评价

（2）护理人员自我反馈、评价

# 第二部分　护考考点解析

## 本章护士执业资格考试考点讲解

音频：
考点讲解

1. 心理护理评估
2. 如何制订心理护理计划
3. 心理护理的主要实施形式

# 第三部分　测试题

**$A_1$ 型题**

1. 心理护理的原则不包括（　　）

A. 服务性原则　B. 交往性原则　C. 应变性原则
D. 整体性原则　E. 启迪性原则

2. 开展心理护理，首先要（　　）

A. 正确的心理评估　B. 建立良好的护患关系
C. 掌握心理护理的方法　D. 了解患者的个性特点
E. 熟悉患者的一般情况

3. 临床心理护理的基本程序不包括（　　）

A. 收集临床资料　B. 分析确认心理行为问题
C. 实施干预方法　D. 开展康复训练
E. 实施护理评价

4. 心理护理最终要达到的目的是（　　）

A. 影响患者的认知　B. 改变患者的认知
C. 影响患者的情绪　D. 改变患者的情绪
E. 促进患者的最适宜身心状态

5. “癌症患者的心理护理属于共性化心理护理”的说法（　　）

A. 正确　B. 不确切　C. 不科学
D. 错误　E. 无道理

6. 心理护理的目标不包括（　　）

A. 满足患者的合理需要　　B. 提供良好的心理环境

C. 消除不良情绪反应　　D. 提高患者适应能力

E. 改善患者社会地位

7. 广义心理护理概念与狭义心理护理概念的区别主要是（　　）

A. 给予患者积极的影响　　B. 通过心理学的方法技术

C. 帮助患者保持良好心态　　D. 按照特定的程序

E. 建立良好护患关系

8. 心理护理和生理护理是相互结合、相互依存和相互影响的，只有将心理护理与生理护理相结合，才能促使患者处于心身协调的健康状态。这是心理护理的（　　）特点。

A. 心身统一性　　B. 共性与个性　　C. 社会性与发展性

D. 广泛性与连续性　　E. 技术无止境性

9. 下列哪项是心理护理的实施获得良好效果的重要基础（　　）

A. 准确评估患者心理问题　　B. 患者对护理人员的信任与合作

C. 护理人员的职业心态　　D. 心理学理论及技术的选用

E. 家属的配合

10. 护理人员运用医学、心理学等学科知识对患者进行宣教，使患者由被动接受治疗变为主动参与治疗，这体现了心理护理的（　　）

A. 针对性原则　　B. 交往原则　　C. 启迪性原则

D. 保密原则　　E. 自我护理原则

11. 心理护理评估的核心内容是（　　）

A. 确定患者的心理问题　　B. 找出患者心理问题的原因

C. 广泛收集患者的资料　　D. 找出解决患者心理问题的方法

E. 建立良好的护患关系

12. 心理护理效果评价可由主管护士长根据患者的病情来评价，也包括（　　）的自我反馈。

A. 护理人员　　B. 院长　　C. 患者

D. 家属　　E. 医生

13. 心理护理的最终目标是（　　）

A. 提供良好的心理环境　　B. 满足患者的合理需要

C. 消除不良的情绪反应　　D. 满足护理人员的自我实现需要

E. 提高患者适应能力

14. 下列不属于护士实施心理护理职责的是（　　）

A. 心理护理与心理干预　　B. 心理护理和行为指导

C. 独立开展心理治疗和行为矫正　　D. 心理健康教育

E. 心理护理和干预效果

15. 在制订心理护理计划时，关于心理护理目标确定哪项不正确（　　）

A. 以患者为中心

B. 使用确切的可衡量的行为动词

C. 有详细的时间安排

D. 内容包括患者的心理状况和护士的心理行为

E. 目标可分为长期目标、中期目标和短期目标

**$A_2$ 型题**

16. 患者王某，女，40 岁，确诊“子宫肌瘤”入院，计划 3 天后手术治疗。该患者自述非常紧张，害怕手术出现意外，怀疑自己能否忍受疼痛，担心手术后“和正常人不一样了”。食欲缺乏，夜间失眠，一想到手术的事就出冷汗，脉搏、呼吸增快。经心理护理评估，根据该患者的主观体验和症状、体征表现，对此例患者可做出什么心理护理诊断。

A. 焦虑　B. 精神困扰　C. 调节障碍
D. 恐惧　E. 自我形象紊乱

17. 患者吴某，男，65 岁，因心肌梗死发作，被“120”急救车送至急诊科抢救。患者面色苍白，双目紧闭，表情痛苦。抢救过程中，护士和患者简单交谈，患者主诉心前区持续性剧痛，“心慌，上不来气，快要死了”。经心理护理评估，根据该患者的主观体验和症状、体征表现，对此例患者可做出什么心理护理诊断。

A. 焦虑　B. 患者角色强化　C. 患者角色消退
D. 恐惧　E. 自我形象紊乱

**$A_3$ 型题**

（18~19 题共用题干）

小林，女性，21 岁，无正式职业，由朋友送入医院。朋友说：“两个小时前在一起吃饭，饭后各自回家，后接到电话，赶到她居住处，见她表情淡漠，桌上有一空瓶（氯硝安定），就急忙送到医院。”查体：患者生命体征均在正常范围，神志清楚，呼吸急促，双眼水肿，表情激动，大声叫：“让我死，我不想活了，××× 我恨死你了！”初步诊断：药物中毒。需要洗胃。

18. 以上案例洗胃过程中的心理护理要点正确的一项是（　　）

A. 减轻患者焦虑和心理压力　B. 让患者正确认识自身的缺陷
C. 让患者加强与他人的沟通　D. 让患者自立自强
E. 树立自信

19. 洗胃过程中该患者的心理反应**不包括**（　　）

A. 恐惧感　B. 陌生感　C. 窒息感
D. 自尊紊乱　E. 情绪激动

**X 型题**

20. 整体护理描述正确的包括（　　）

A. 以现代护理观为指导
B. 以护理程序为核心
C. 在整体护理中心理护理可以完全脱离其他护理方法进行
D. 以人为中心
E. 提供适合人的最佳护理

21. 当前主要用于心理护理的一般方法包括（　　）

A. 通过积极关注、安慰、支持与疏导进行情绪调节
B. 通过行为评估、训练和指导进行不良行为矫正
C. 通过心理教育进行认知调节
D. 通过改善病房环境和人际环境进行环境调节
E. 通过护士与患者共同讨论病情进行疾病知识普及

## 案例分析题

刘女士，59 岁，因“左侧腹部疼痛伴恶心呕吐 15 小时”急诊以“急性胰腺炎”收入院治疗。入院时患者神志清楚，面色苍白，血清及尿淀粉酶均高，经内科治疗数日后病情好转不明显，现医生提出拟行手术治疗。患者情绪低落，注意力不集中，睡眠差，面色晦暗，诉十分担心自己的病情及手术的效果。

1. 请分析该患者并写出心理护理诊断。
2. 我们应针对该患者做出什么心理护理措施？

（武绛玲）

# 第七章　临床心理护理方法

## 第一部分　本章重点与难点解析

### 一、心理咨询与心理治疗概述

心理咨询是咨询者给求助者以心理上的指导和帮助的过程。

心理治疗是以医学心理学的理论体系为指导，以良好的医患关系为桥梁，应用各种心理学技术包括通过医护人员的言语和非言语信息或通过某些辅助手段，经过一定的训练程序，对患者的心理障碍和异常行为进行干预，达到改善其心理状态和行为方式，促进身心健康的目的。

心理咨询与心理治疗二者之间没有本质区别，主要表现在：①二者所用的心理学理论和方法通常是一致的；②二者都以良好的人际关系为沟通桥梁，认为这是帮助求助者改变和成长的必要条件；③二者都希望通过与求助者的互动，达到使求助者改变和成长的目的。

心理咨询与心理治疗的主要区别见表 7-1。

**表 7-1　心理咨询与心理治疗的主要区别**

| 区别 | 心理咨询 | 心理治疗 |
| --- | --- | --- |
| 接受帮助者 | 称作来访者或求助者（client）。这些人是“在适应和发展方面发生困难的正常人”或是已经恢复或正在恢复的患者 | 可称作患者或病人（patient）。主要有①恢复期的精神病患者；②神经症患者；③心身疾病或某些躯体疾病的患者 |
| 给予帮助者 | 称咨询者或咨询心理学家，接受心理学的专业训练 | ①精神病医生。主要接受医学训练，较少经过系统的心理学训练。②临床心理学家。主要接受心理学训练 |
| 障碍的性质 | 正常人在适应和发展方面的障碍。如人际关系方面的，学业方面的，升学就业方面的，婚姻、家庭方面的，也涉及一些变态行为 | 神经症、人格障碍、行为障碍、心身疾病、性心理变态、处在恢复期的某些精神病等 |
| 干预的特点 | 强调教育和发展的原则，重视对象理性的作用，强调发掘、利用其潜在积极因素，自己解决困难。费时较少，从一次至若干次不等 | 强调人格的改造和行为矫正，重视症状的消除，有的治疗流派不重视患者理智的作用，如心理分析和行为疗法。费时较长，从数周到数年不等 |

## 二、心理咨询分类

按咨询性质可分为：发展心理咨询、健康心理咨询、医学心理咨询。

按咨询的规模可分为：个体咨询和团体咨询。

按咨询采用的方式可分为：门诊咨询、电话咨询、互联网咨询、专栏咨询、现场咨询、信函咨询。

## 三、心理咨询和心理治疗的原则

1. 自愿原则
2. 保密原则
3. 信任原则
4. 立场中立原则
5. 感情限定原则
6. 亲友回避原则
7. 时间限定原则

## 四、心理咨询者应具备的条件及注意事项

### （一）心理咨询者应具备的条件

1. 执业资格
2. 广泛的知识和技能
3. 健全的人格
4. 严守职业道德，具体包括以下方面：热爱心理咨询事业，自觉自愿为来访者服务；平等对待来访者；不能利用工作关系为自己谋利；保守求助者秘密；了解自己的能力所限。

### （二）心理咨询的注意事项

1. 延期做出重大决定
2. 做好转介工作
3. 遵守伦理守则

## 五、支持性心理治疗

支持性心理疗法又称支持疗法、一般性心理治疗，是一种以“支持”为主的特殊性心理治疗方法。其主要特点是运用医患之间的良好关系，通过医护人员的权威、知识与关心来支持患者，促使其发挥自己的潜能，面对现实，处理问题，度过心理危机，从而达到治疗目的。支持疗法与其他心理治疗方法相比，并没有自己本身特有的理论依据，它主要运用心理治疗的基本原则来操作，支持疗法是各种心理治疗方法的基础和共有成分。

支持性心理治疗常用的方法有：倾听、解释、保证、指导与建议、鼓励和安慰。支持疗法是一种护理人员都可以应用的基本的心理干预方法，特别适用于以下几种情况：由于对疾病认知不足导致不良情绪的临床各科患者；遭遇重大挫折面临精神崩溃者；长期在紧张、压抑的环境中生活、工作导致出现心理问题者。

## 六、行为疗法

### （一）基本概念和基础理论

行为疗法又称行为矫正，是基于行为学习理论的一种疾病治疗方法。行为疗法的主要观点有：异常行为和正常行为一样，都是通过学习获得的，既然可以通过学习获得，也就可以通过

相反或者替代的学习使其消失，所以异常行为和由异常行为造成的躯体的、精神的疾病，都可以通过行为的矫正得到治疗。具体到医疗行为中则是首先对患者的异常心理以及有关功能障碍进行确认、检查，对环境影响因素进行分析，确定目标，制订干预措施，改善患者适应性目标行为的数量、质量、整体水平。

行为疗法的主要理论基础有：巴甫洛夫的经典条件反射理论、斯金纳的操作条件反射理论和班杜拉的社会学习理论。

行为疗法是以心理学中有关学习过程的理论和实验所建立的证据为基础的。与传统的心理治疗相比，它具有更高的科学性和系统性，同时，行为疗法也有其局限性。

**（二）常用方法**

常用的治疗方法有：放松训练、系统脱敏疗法、满灌疗法、厌恶疗法、强化疗法、生物反馈疗法。

1. 放松训练　又称松弛疗法或者放松疗法，它是一种通过训练使患者掌握精神上、躯体上特别是肌肉的放松方法，从而改善机体功能紊乱的一种行为疗法。

放松的方法有很多，可以分为：

（1）渐进式放松疗法：是通过对肌肉反复的紧张—放松的练习，达到促进肌肉放松和大脑皮层唤醒水平降低的目的。

（2）自主训练：又称自生训练，其主要观点是每个人都能学会控制自己，个体自身的意念可以使个体产生生理变化，个体可以进行自我训练来保持自己的心理健康。

（3）空幻想象的放松训练：也称静默法，通常是指个体将注意或意识集中到一个客体、声音、意念或体验而进行的一种训练。具体可以划分为东方静默法、松弛反应和超觉静坐等方法：①东方静默法是指个体在意识控制下，通过调身（姿势）、调息（呼吸）、调心（意念）来达到松、静、自然的放松状态。②松弛反应有四个必要因素，即安静的环境，全身放松，重复听到声音、词语或短语，姿势舒服。③超觉静坐为一种简易的瑜伽术，是以静为主的气功锻炼方法。

2. 系统脱敏疗法　又称交互抑制法，交互抑制指的是人的肌肉放松与焦虑是对抗的状态，二者不能相容，一种状态出现必定对另一种状态产生抑制。所以在治疗过程中治疗师通过让患者掌握肌肉松弛的方法来拮抗条件性焦虑。

系统脱敏疗法的过程一般包含三个步骤：①教会患者掌握肌肉放松方法；②制定焦虑等级表；③实施系统脱敏治疗。

治疗过程可运用现实情境脱敏，也可用图片、幻灯片、影视资料向患者呈现刺激进行脱敏，还可以进行想象脱敏。治疗过程中可以几种脱敏结合进行。

系统脱敏疗法的适应证：社交恐怖症，广场恐怖症、考试焦虑等。

3. 满灌疗法　又称冲击疗法，是让患者迅速暴露在使患者感到十分恐惧的刺激情境中，并持续一段时间，最终消除恐惧的一种行为疗法。可以分为现实满灌疗法和想象满灌疗法，前者将患者到现实的情境中体验强烈的情绪；后者是在治疗者的口头描述下，让患者想象最可怕的情境，体验情绪。

4. 厌恶疗法　是一种将需消除的症状和某种厌恶性或惩罚体验结合起来，建立厌恶条件反射，从而消除症状的方法。

厌恶疗法一般有三种形式：电击厌恶疗法、药物厌恶疗法、想象厌恶疗法。

除上述三种方法之外，还可用疼痛刺激（如用皮筋弹手腕产生的疼痛）、憋气刺激（主动憋气直到无法忍受）、羞辱刺激和患者的不良行为连接起来，也可起到作用。

5. 强化疗法　强化疗法建立在操作性条件反射原理之上，即行为的改变是依据行为后果而定的，某种行为得到奖励，则其后该行为的频率会增加，反之则行为的频率会减少。常用的强化疗法有以下几种：行为塑造法、代币法、消退法。

6. 生物反馈疗法 是个体通过了解自身的生理变化信息，有意识的采取自我调节措施，进而学会控制和矫正体内生理活动的疗法。

目前常用的生物反馈仪有肌电反射仪、皮温反射仪、皮电反射仪、脑电反射仪等。

## 七、认知疗法

### （一）基本理论

认知疗法是20世纪中后期发展起来的一种心理治疗技术，是一组通过认知和行为技术改变患者不良认知的心理治疗方法的总称。具有代表性的认知理论是贝克的认知理论和艾利斯的ABC理论。

1. 贝克的认知理论 贝克认为人们的行为、感情是由对事物的认知所影响和决定的。每个人都有独特的评价、理解事物的方式，这些都是每个人长期经验积累形成的认知结构。认知是情感和行为的中介，情感问题和行为问题与歪曲的认知有关。认知产生了情绪与行为，异常的认知产生了异常的情绪与行为。

2. 艾利斯的ABC理论 ABC理论是理性情绪疗法的理论与实践的核心。

A是指诱发事件；B是指个体在遇到诱发事件之后相应而生的信念，即对这一事件的看法、解释和评价；C是指特定情景下，个体的情绪及行为结果。

艾利斯指出，通常人们认为，人的情绪的行为反应是直接由诱发性事件A引起的，即A引起了C。但实际上，A只是C的间接原因，个体对诱发事件的看法、解释和信念B才是引起C的直接原因。

艾利斯认为引起人们情绪、行为失调的是由不正确的认知，即非理性信念造成的，非理性信念具有三个特征：

（1）绝对化要求：指个体从自己的意愿出发，认为某事必定发生或者必定不发生，而怀有这种信念的人极易陷入到情绪扰乱中。

（2）过分概括化：是一种以偏概全的不合理思维方式。

（3）糟糕至极：指一种认为一旦某事发生将会非常可怕，非常糟糕的想法，使个体陷入到极端不良的情绪中，犹如受到了灭顶之灾。

### （二）治疗过程

认知疗法的治疗可以分为4个阶段：

1. 心理诊断阶段 与患者建立良好关系；明确患者所关心的各种问题。

2. 领悟阶段 帮助患者寻找产生症状的原因，即非理性信念。

3. 修通阶段 采用辩论的方法动摇患者的非理性信念，这一阶段是本疗法最重要的阶段。

4. 再教育阶段 使患者学会与非理性信念进行辩论的方法，养成用理性方式进行思维的习惯，建立新的情绪。

## 八、人本主义疗法

人本主义疗法是由美国心理学家罗杰斯于1940年创立的，是人本主义学派的代表疗法，认为人是具有潜能和成长着的个体，有自我实现的趋势。成长和发展是人类的天性，只要有生长发育的条件，这种自我实现趋势就会克服多种障碍和痛苦。人的所有心理问题及困扰均是由自我实现趋势受阻所致。

人本主义疗法的理论基础主要有罗杰斯的人性观与自我理论，以及马斯洛的需要层次理论。

人本主义疗法的根本原则是人为地创造一种完全无条件的积极尊重气氛，使来访者能在这种氛围下修复其被歪曲和受损的自我实现潜力，重新实现自我实现和自我完善。

在操作技巧上，这一疗法反对操纵或支配来询者，主张在谈话中采取不指责、不评论、不干涉的方式，鼓励来询者言尽其意，直抒己见，以创造一个充满真诚、温暖和信任的气氛，使来访者无忧无虑的开放自我。

主要治疗技术有：①真诚；②无条件的积极关注；③共情和同理心。

### 九、其他疗法

其他疗法还包括精神分析疗法、暗示疗法、森田疗法、音乐疗法、家庭疗法等。

## 第二部分　护考考点解析

### 本章护士执业资格考试考点讲解

音频：
考点讲解

1. 支持性心理治疗
2. 在开展心理护理时应灵活运用的各种心理干预技术

## 第三部分　测试题

**$A_1$ 型题**

1. 心理咨询的主要手段不包括（　　）
   A. 宣泄　　B. 领悟　　C. 梦的解析
   D. 强化自我控制　　E. 增强自信心
2. 心理咨询与心理治疗的区别不包括（　　）
   A. 工作的任务不同　　B. 对象和情境不同
   C. 性质和过程不同　　D. 身份和工作方式不同
   E. 解决问题的性质和内容不同
3. 下列关于心理咨询与心理治疗的相似之处描述错误的是（　　）
   A. 二者所用的心理学理论和方法通常是一致的
   B. 二者都以良好的人际关系为沟通桥梁
   C. 二者解决的心理障碍的性质是一样的
   D. 二者都希望通过与求助者的互动，达到使求助者改变和成长的目的
   E. 二者都强调彼此相互信任
4. 放松疗法属于（　　）
   A. 精神分析疗法　　B. 行为疗法　　C. 以人为中心疗法
   D. 认知疗法　　E. 理性情绪疗法
5. 行为主义理论的创始人为（　　）
   A. 马斯洛　　B. 巴甫洛夫　　C. 弗洛伊德
   D. 华生　　E. 罗杰斯
6. 精神分析理论的创始人为（　　）
   A. 斯金纳　　B. 贝克　　C. 弗洛伊德
   D. 班杜拉　　E. 桑代克
7. 下列属于行为疗法的是（　　）
   A. 暗示疗法　　B. 森田疗法　　C. 生物反馈疗法
   D. 梦的解析　　E. 音乐疗法

8. 在报纸、电视等传播媒体上针对典型问题进行分析、解答的心理咨询方式为（　　）
A. 门诊咨询　　B. 电话咨询　　C. 信函咨询
D. 专栏咨询　　E. 互联网咨询

9. 针对临床患者因疾病而产生的各类心理问题进行的咨询为（　　）
A. 发展心理咨询　　B. 个体心理咨询　　C. 健康心理咨询
D. 专门心理咨询　　E. 医学心理咨询

10. 心理咨询和心理治疗的基础是（　　）
A. 明确的心理诊断　　B. 高超的治疗技术　　C. 丰富的心理理论
D. 良好的医患关系　　E. 明确的治疗目的

11. “自我实现的趋势”的理论归于（　　）
A. 精神分析　　B. 人本主义　　C. 行为治疗
D. 认知治疗　　E. 支持疗法

12. 不论进行何种心理治疗，治疗者都应该遵守以下原则，但除外（　　）
A. 信任原则　　B. 保密原则　　C. 感情限定原则
D. 标准化原则　　E. 中立与回避原则

13. 让患者一开始就进入最令他恐怖的情景，并让其一直暴露在该情景中，直至焦虑反应逐渐减弱并消退的疗法是（　　）
A. 系统脱敏疗法　　B. 生物反馈法　　C. 自由联想
D. 冲击疗法　　E. 厌恶疗法

14. 符合认知疗法的观点是（　　）
A. 挖掘出患者压抑的潜意识冲突
B. 矫正不良的行为习惯，消除病理性条件发射
C. 纠正不合理信念和错误思维方法
D. 减少理想自我和现实自我的差距
E. 解释躯体症状和心理活动的因果关系

15. 心理咨询的对象大多数是（　　）
A. 精神疾病患者　　B. 躯体疾病患者　　C. 心理异常的患者
D. 人格障碍患者　　E. 适应或发展困难的正常人

16. 心理咨询的意义有以下几方面，但除外（　　）
A. 解除紧张应激压力的手段　　B. 防治心身疾病
C. 促进健康长寿　　D. 政治思想教育的重要手段
E. 心理卫生知识的传播途径

17. 咨询关系的确立是咨询工作顺利开展的关键，在咨询关系之外不能产生其他情感关系，咨询结束，关系终止。这是心理咨询的（　　）
A. 保密原则　　B. 中立原则　　C. 感情限定原则
D. 信任原则　　E. 自愿原则

18. 下列**不适于**心理治疗的疾病是（　　）
A. 重症精神障碍的急性期　　B. 行为障碍
C. 心身疾病　　D. 神经症
E. 某些慢性病患者的恢复期

19. 能使心理咨询深入的咨询形式是（　　）
A. 电话心理咨询　　B. 门诊心理资源　　C. 信函心理咨询
D. 专栏心理咨询　　E. 网络心理咨询

20. 精神分析理论认为心理障碍的原因在于（　　）

A. 意识矛盾冲突　B. 潜意识矛盾冲突　C. 认知矛盾冲突
D. 本我矛盾冲突　E. 性矛盾冲突

21. 以患者为中心疗法中医生不恰当的行为是（　　）

A. 医生在治疗中具有权威作用
B. 注意调动患者心理上的积极因素
C. 适用于感到有压力的患者
D. 医生是患者的朋友，必要时加以引导
E. 患者要受到充分理解

22. 治疗师对来访者的各种体验要能够做到感同身受，并且能够恰当地将自己的这种感受准确地反馈给来访者，让来访者感到被理解、被接纳，愿意深入地探讨自己的问题。这是运用了（　　）

A. 真诚　B. 无条件积极关注　C. 共情和同理心
D. 尊重　E. 中立

23. 患者能从治疗性关系中感受到医生的真诚、共情和无条件积极关注，在这种良好的治疗性关系中促使患者改变和成长。这种心理治疗方法称为（　　）

A. 理性情绪疗法　B. 以人为中心疗法　C. 行为疗法
D. 精神分析疗法　E. 支持疗法

24. 行为主义学派认为人的异常行为主要是通过下列哪项得来的（　　）

A. 外界刺激　B. 生理反应　C. 人的认知
D. 学习过程　E. 遗传因素

25. 人的行为不是由本能决定的，也不简单是外部刺激的结果，而是人的理性评价的结果，这种观点符合（　　）

A. 精神分析理论　B. 行为主义理论　C. 人本主义理论
D. 认知理论　E. 心理社会理论

26. 罗杰斯认为，心理障碍的产生是由于（　　）

A. 潜意识冲突　B. 错误的习得　C. 不正确的认知
D. 情感的压抑　E. 个人成长受到阻碍

27. 在酒中加入戒酒药使患者饮用后痛苦的恶心呕吐，抵消了饮酒的欣快感，从而促使戒酒，这种方法是（　　）

A. 生物反馈疗法　B. 强化疗法　C. 厌恶疗法
D. 系统脱敏疗法　E. 放松训练

28. 下列情况中不适宜通过心理咨询处理的是（　　）

A. 小王进入大学后与寝室同学关系紧张
B. 小飞沉迷网络，他妈妈非常焦虑
C. 李军深信父母在饭菜中下毒要谋杀他，即使父母反复证明也无济于事
D. 老刘被诊断为胃癌后，心情沮丧，觉得了无生趣
E. 小李面试失败，觉得自己一无是处，注定一事无成

29. 一般而言，恐怖症比较适用的心理治疗方法是（　　）

A. 精神分析疗法　B. 行为疗法　C. 认知疗法
D. 暗示疗法　E. 音乐疗法

30. 森田疗法的治疗原理可以概括为（ ）
A. 顺应自然，为所当为
B. 矫正不良的行为习惯
C. 纠正非理性信念
D. 挖掘幼年时期的精神创伤和焦虑情绪体验
E. 无条件的积极关注

31. 人本主义疗法的主要技术不包括（ ）
A. 真诚 B. 无条件积极关注 C. 共情
D. 同理心 E. 阻抗分析

32. 在治疗患有冠心病的恐怖症患者时应忌用（ ）
A. 认知疗法 B. 系统脱敏疗法 C. 冲击疗法
D. 厌恶疗法 E. 生物反馈疗法

33. 通过强化的手段，矫正行为，使之逐步接近某种适应性行为模式。这属于（ ）
A. 代币法 B. 消退法 C. 厌恶疗法
D. 行为塑造法 E. 生物反馈疗法

34. 一旦成功便认为自己“世界第一”“人中龙凤”，一旦失败便认为自己“一无是处”“一文不值”。这种非理性信念属于（ ）
A. 过分概括化 B. 绝对化 C. 灾难化
D. 过度引申 E. 夸大或缩小

35. 遵循现实原则行事的是（ ）
A. 前意识 B. 潜意识 C. 超我
D. 本我 E. 自我

**$A_2$ 型题**

36. 患者，女，45岁，因身体不适引发焦虑来到心理门诊求治。心理医生态度很好，在患者心中有很高权威，在详细了解病史和周密检查后，心理医生很肯定地回答了患者的疑惑，认为其躯体症状是功能性的而非器质性疾病。这使患者减轻了焦虑，唤起了信心和希望。这种心理支持称为（ ）
A. 解释 B. 鼓励 C. 教育
D. 暗示 E. 保证

37. 某高三学生，女，18岁，因高考失利，未考上理想的大学，整个暑假将自己关在房间，不愿意出门，不肯见外人，父母十分担心，带她去看心理医生，她大发脾气不肯去，后来父母强行带她去，见了心理医生她又十分不配合，一直默不作声。这一案例中心理咨询效果不理想的最主要原因是违背了（ ）
A. 保密原则 B. 自愿原则 C. 信任原则
D. 中立原则 E. 回避原则

38. 患者李某，与人发生口角后出现严重胸闷、呼吸困难，被急送医院。医生检查没有发现任何器质性病变，最后决定为患者注射一针生理盐水，并向患者说明此药对患者缓解症状有帮助。患者深信不疑，用药后症状果然很快消失。这种治疗技术是（ ）
A. 对症治疗 B. 暗示治疗 C. 认知治疗
D. 疏泄治疗 E. 引导治疗

39. 一位大三学生，学习成绩一直保持领先，但在最近一次考试中因不及格出现挫折感，不能接受这次失败。他认为他是学校的优秀生，理应每次考试名列前茅，绝对不可以出现不及格这样丢脸的事情。此后便一蹶不振，学习成绩开始滑坡。这个学生的认知偏差主要表现为（　　）

A. 绝对化　　B. 以偏概全　　C. 灾难化
D. 过度引申　　E. 夸大或缩小

40. 某高三学生，高考前 2 周严重焦虑，来进行心理咨询。该生述说自己内心的恐惧和担心时，咨询师只是认真地倾听，不做任何指令，这种心理疗法的理论属于（　　）

A. 精神分析理论　　B. 认知理论　　C. 行为学习理论
D. 人本主义理论　　E. 心理生理理论

41. 张女士，48 岁，10 年来因婆媳关系不好，经常迁怒丈夫，因为一点小事就会争吵不断，家庭不和睦，总想离婚，但又舍不得孩子，怕丢面子。来心理咨询时问心理咨询师离婚还是不离好。此时心理咨询师最应该注意采用的原则是（　　）

A. 真诚原则　　B. 保密原则　　C. 中立原则
D. 回避原则　　E. 灵活原则

42. 患者女性，48 岁，在接受了 6 次人本疗法后，患者感觉被治疗师完全接受，开始对当前的一些事情做评论，发表一些自己的看法，这时治疗师应注意（　　）

A. 进行行为强化　　B. 挖掘其深层的心理创伤
C. 深入积极引导　　D. 无条件积极关注
E. 保持中立

43. 刚入学的小学生看到别的孩子打扫卫生得到老师表扬，也主动打扫卫生，在受到老师表扬后，就经常主动打扫卫生。对其行为过程结果最全面合理的理论解释是（　　）

A. 经典条件反射和强化　　B. 经典条件反射和操作性条件反射
C. 非条件反射和条件反射　　D. 操作性条件反射和强化
E. 社会学习和操作性条件反射

44. 某大一男生，19 岁，3 年来一直在购买和收藏女性高跟鞋，以获得满足感，而且每晚要抱着高跟鞋睡觉，被诊断为“恋物癖”。对这类患者的心理治疗方法首选（　　）

A. 人本疗法　　B. 认知疗法　　C. 厌恶疗法
D. 系统脱敏疗法　　E. 精神分析疗法

45. 某患者害怕单独到百货商场、超市和一些其他大型商场购物，一进这些场所，就会感到胸闷、出冷汗，所以一直回避这些场所。心理医生详尽地了解了患者焦虑的场合和回避的程度，制定了一张等级表进行分级暴露，这种治疗方法为（　　）

A. 系统脱敏疗法　　B. 行为塑造法　　C. 冲击疗法
D. 厌恶疗法　　E. 自控技术

46. 某心理医生开始为一患者进行心理治疗，在开始期，以下哪个步骤是不合适的（　　）

A. 了解病情　　B. 收集资料
C. 建立良好的医患关系　　D. 对患者的问题进行评估
E. 签订心理治疗的合同

**$A_3$ 型题**

（47~48 题共用题干）

一位大一护理新生，18 岁，病前有强迫性人格特征。一次生理课上，因抓小白鼠方法不当被咬，引起焦虑和恐惧发作。后来见鼠就惊叫、害怕、心跳剧烈，并逐步发展到有人谈到鼠也出现焦虑、紧张、出汗症状。患者主动求医，要求治疗。

47. 根据患者表现，应诊断为（ ）

A. 焦虑症 B. 恐怖症 C. 抑郁症
D. 强迫症 E. 躁狂症

48. 心理治疗方法应首选（ ）

A. 自由联想 B. 厌恶疗法 C. 生物反馈疗法
D. 系统脱敏疗法 E. 认知疗法

（49~50 题共用题干）

心理医生通过自由联想来收集资料，运用医患关系、追溯童年经历和梦析等方法，从不同的角度去解析早年的问题是如何反映在当前面临的心理问题中，通过人格的改变和从童年的压抑中解脱来达到改善精神症状的效果。

49. 这种心理治疗技术称为（ ）

A. 行为疗法 B. 精神分析疗法 C. 人本疗法
D. 支持性心理治疗 E. 认知治疗

50. 这种心理治疗属于（ ）

A. 个别短程治疗 B. 个别长程治疗 C. 集体短程治疗
D. 集体长程治疗 E. 人际关系治疗

（51~53 题共用题干）

患者男性，30 岁，某公司销售人员。6 个月前去外地出差，因为不熟悉地形走错了地方，当时天色已晚，患者感到胸闷、头晕、紧张，心慌的厉害，似乎大难临头，叫救护车送到医院急诊检查。此后患者不敢到陌生的地方，尤其是较为空旷的场所，遇到人多的地方也会感到窒息、心跳加速，似乎要昏死过去。被建议来心理科就诊。

51. 该患者前来就诊时，治疗师的态度应该是（ ）

A. 告诉患者他的感受不过是一种错觉，他不会昏死过去
B. 承诺心理治疗是最合适的治疗手段
C. 告知这是一种心理疾病，需要药物治疗
D. 共情理解患者不适的感受，安慰患者并进一步探索发病的具体情形
E. 建议转诊其他科室

52. 心理治疗过程中，需要了解的患者信息下列哪项关联不大（ ）

A. 患者的人格特征 B. 个体应对技巧
C. 社会支持系统情况 D. 躯体疾病情况
E. 患者每年的销售业绩

53. 如果准备对患者采用认知行为治疗，则应该进一步探索（ ）

A. 潜意识冲突和童年期创伤
B. 成长过程是否受阻碍
C. 对问题的归因方式、认知形式
D. 家庭成员的情况和互动表现
E. 药物应用历史

**$A_4$ 型题**

（54~56 题共用题干）

患者，张某，女，58 岁，今晨以“宫颈癌待查”收入院，拟定于第二日上午行宫颈锥切术以确定诊断，护士已与患者术前谈话，告知术前准备事项，并嘱患者今晚早点休息，患者表

示明白。晚上 9 点病房熄灯后，夜班护士见患者一个人在病区走廊来回走动，护士上前询问，患者表示担心明日手术结果睡不着。

54. 根据患者表现，此时患者的主要心理问题是（　　）

A. 恐惧　　B. 焦虑　　C. 抑郁
D. 孤独　　E. 依赖

55. 护士确定患者此时的心理问题后，以下沟通合理的是（　　）

A. 您这只是个小手术，不用担心，要相信医生！
B. 担心也没有用，还是早点休息吧
C. 我们医院的医疗水平很高，手术一定会成功的，您不用担心
D. 我理解，要是我也会紧张的
E. 您快点去休息吧，在这里走来走去会影响我的工作的

56. 护士的这种沟通方式属于哪种干预技巧（　　）

A. 安慰与解释　　B. 劝告与保证　　C. 指导与建议
D. 共情和同理心　　E. 鼓励与安慰

（57~59 题共用题干）

患者，男性，12 岁。上课不能集中精力，有很多小动作，经常会干扰周围同学，吸引老师注意。父母总觉得孩子做什么都做不好，并一同带着被诊断有“学校行为问题”的儿子来进行心理治疗。

57. 根据该来访家庭的具体情况可以首先考虑进行哪种干预（　　）

A. 个别治疗　　B. 家庭治疗　　C. 夫妻治疗
D. 精神分析治疗　　E. 催眠治疗

58. 在来访家庭进入治疗室后治疗师的下列哪些做法较为得当（　　）

A. 见面后，主动向来访者问候
B. 双方落座后，治疗师感到疲乏，禁不住打了一个很大的哈欠
C. 孩子进入治疗室后对桌子上的花瓶很感兴趣，当他伸出手想触摸一下时，被治疗师及时制止
D. 医生没有必要主动向来访者介绍自己
E. 孩子似乎在避免和医生的眼神接触，经询问后孩子说害怕眼神对视后被治疗师催眠、控制，治疗师听说后感觉“童言无忌”，和孩子父母一笑了之

59. 在治疗的最后阶段，医生做出的下列哪种行为不太合适（　　）

A. 医生经过询问后觉得患者有待解决的问题较多，就决定第二天和患者做一次 3 小时的长谈，以全面了解患者的问题
B. 治疗师对会谈进行总结和评论，反映、交流访谈中的印象和感受
C. 治疗师对于来访家庭在治疗中的合作和对自己的信任表示感谢
D. 和来访家庭约定下次访谈的时间
E. 对来访家庭成员布置“家庭作业”

**X 型题**

60. 发展性心理咨询**不适用**于（　　）

A. 急性情感障碍的患者　　B. 学业压力引起的焦虑患者
C. 精神分裂症慢性期患者　　D. 心身疾病患者
E. 人格障碍患者

61. 人本疗法中咨询者对待来访者应有的态度是（　　）
A. 无条件积极尊重与接纳　　B. 设身处地的理解
C. 全面的指导与帮助　　D. 真诚或一致性
E. 共情和同理心

62. 有关心理治疗，描述正确的有（　　）
A. 以一定的心理学理论为指导
B. 以良好的医患关系为基础
C. 治疗师应具备心理治疗和心理诊断技术
D. 治疗对象为具有一定的精神、行为、躯体问题的人
E. 有计划有步骤地进行的过程

63. 系统脱敏疗法的实施分三个步骤，它们是（　　）
A. 松弛训练　　B. 焦虑等级划分　　C. 注意力训练
D. 脱敏训练　　E. 呼吸训练

64. 按咨询采用的方式可将心理咨询分为（　　）
A. 门诊咨询　　B. 电话咨询　　C. 互联网咨询
D. 现场咨询　　E. 信函咨询

## 案例分析题

1. 万某，女，18 岁，某大学大一新生。高中时，她是一名优秀生，一次考试得了急性胃肠炎，结果成绩不理想。此后每次走进考场就会心跳加速，呼吸急促，大脑一片空白，越着急脑子越不听使唤，以致无法正常思考问题。走出考场时，一切恢复正常，然而往往为时已晚。请分析：

（1）患者存在的主要问题是什么？

（2）如何进行心理干预？

2. 李某，男，19 岁，大一学生。到大学没多久，就开始想家，觉得在学校没意思，住宿条件差，老师讲课也不吸引人。同学之间似乎很冷漠，互相没有什么关照，更没有人关心自己，什么事情都要自己做。最近总是失眠，整日闷闷不乐。他对咨询老师说，在家里都是被父母照顾，自己从来没有离开过父母，真想退学算了。

（1）作为心理咨询人员，你该怎样对待来访者？

（2）在咨询过程中，如何使用倾听技术？

（3）需要注意哪些问题？

（张玉洁）

# 第八章　患者心理

## 第一部分　本章重点与难点解析

### 一、患者角色

#### （一）基本概念

（1）患者：医学社会学认为“患者”是指那些寻求医疗护理或正处在医疗护理中的人，患者被看作是社会群体中与医疗卫生系统发生关系的有疾病行为和求医行为的社会人群。

（2）患者角色：又称患者身份，是指处于病患状态并有求医要求和医疗行为的一种特殊的社会角色。

#### （二）患者角色的基本特征

美国社会学家帕森斯（Parsons）提出了患者角色应该具有以下四种特征：

1. 免除或部分免除社会角色的职责
2. 对陷入疾病状态没有责任
3. 寻求医疗帮助的责任
4. 有恢复健康的责任

### 二、患者的权利和义务

患者的权利是指患者患病后应享有的合法、合理的权利与利益。因此患者的权利既适合法律所赋予的内容，也包含进入患者角色后医护道德或伦理所赋予的内容。患者的义务是指患者应尽的责任。义务与权利是相对应的，患者在享有权利的同时，也应履行相应的义务。

### 三、患者角色的适应问题

#### （一）患者角色转化的影响因素

1. 个人情况　主要指患者的年龄、性别、心理健康水平、文化程度、职业、社会经历、社会支持系统、医学常识水平等。

2. 疾病情况　主要指疾病的性质、严重程度、发展水平、治疗效果、预后转归等。

3. 医疗机构情况　主要指医护人员专业水平、沟通能力、医疗设备情况、机构运行情况等。

#### （二）患者角色适应问题

1. 角色行为缺如　患者意识不到，或者对疾病持否定态度，对自己疾病的严重程度过于疏忽，拒绝按患者角色行事，患者不能进入患者角色。

2. 角色行为冲突　患者角色冲突是指患者在角色转换时，不能够或不愿意放弃原有的社会角色行为，因而与疾病前的各种角色行为表现不符合社会期望，发生心理冲突，而引起行为的不协调。

3. 角色行为强化 患者在进入患者角色以后，表现出对疾病状态的过分认同，甚至对疾病康复后要承担的社会角色感到恐惧不安，成为患者角色强化。

4. 角色行为减退 患者进入患者角色后，疾病还未痊愈，由于某些原因导致患者过早的退出患者角色，回到社会常态角色。

5. 角色行为恐惧 患者对疾病缺乏正确的认识和态度，患病后表现为对疾病的过度担忧、恐惧等消极的情绪反应。

6. 角色行为异常 患者受到病痛的折磨而产生悲观、失望等不良情绪，由此出现了异常行为，表现为拒绝治疗，甚至有自杀行为，或者对医护人员表现出攻击性行为。

## 四、患者的心理需要

### （一）患者心理需要的特点

1. 心理需要错综复杂
2. 患者需要的不可预料性
3. 主导性需要随病程而变化
4. 心理需要和疾病的相关性

### （二）患者的心理需要

1. 生理需要
2. 安全的需要
3. 爱与归属的需要
4. 尊重的需要
5. 信息的需要
6. 良好环境的需要
7. 患者自我实现得需要

## 五、患者的一般心理特征

### （一）患者的认知活动特征

1. 感知觉异常
2. 记忆和思维能力受损
3. 否认

### （二）患者的情绪特征

1. 焦虑 可以分为三种类型，即期待性焦虑、分离性焦虑和阉割性焦虑。
2. 抑郁
3. 恐惧
4. 愤怒
5. 孤独感

### （三）患者的意志特征

患病后表现为主动性降低，耐受能力和自控能力下降，顺从依赖，缺乏主见。

### （四）患者的个性改变

在患病的情况下，部分患者也会出现一些个性特征的改变。如有的截肢患者会变得自卑、冷漠；脑卒中后可致患者变得孤僻和退缩。

## 六、心理危机的概述

1. 危机 是超越个体或者群体承受力的事件或境遇，以个体精神结构为媒介，最终导致个体处于心理失衡状态。

2. 心理危机 是指个体由于受到突然的、严重的重大事件或情况，无法利用现有资源或惯常的应对方法来解决，导致个体心理出现失衡的状态，通常表现为认知失调、情绪失控、行为错乱等。

3. 确定危机的标准 ①存在对个体具有重大意义、产生较大心理影响的事件；②引起急剧的情绪变化或躯体、行为改变，但是均不符合精神疾病的诊断；③个体使用惯常解决问题的方法手段不能应对或应对无效。

4. 心理危机的特征 ①通常有时间限制；②个体有求助愿望；③危机与机遇并存；④危机程度和多种因素有关；⑤危机症状复杂；⑥危机缺乏万能的或快捷的解决方法。

5. 危机干预 又称心理援助、危机介入，是指对处于困境或遭受挫折，即处于危机状态下的个体给予关怀、支持及使用一定的心理咨询和心理治疗方法予以援助，使之恢复心理平衡，达到或超过危机前的水平。

6. 危机干预的目标可分为三个层次：

（1）最低目标：处于危机中的患者重新获得心理控制，避免自伤或伤人。

（2）中级目标：帮助患者恢复心理平衡，恢复到危机前的功能水平。

（3）最高目标：使患者达到高于危机前的功能水平，促进人格成长。

7. 心理危机干预原则

（1）迅速确定要干预的问题，强调以目前的问题为主，并立即采取相应措施。

（2）必须有其家人或朋友参加危机干预。

（3）向个体提供信息，鼓励个体提高自信。

（4）把心理危机作为心理问题处理，而不要作为疾病进行处理。

（5）在危机中不责备，不抱怨，防止个体采取消极、回避的方式应对危机。

## 七、患者心理危机的识别

1. 认知反应 认知上出现感觉过敏、感觉减退、思维紊乱、注意障碍、记忆下降等。

2. 情绪反应 情绪反应中较常见的有情绪低落、焦虑、恐惧，易激惹、严重者可出现精神症状。

3. 行为反应 行为上则表现为攻击、敌对，退缩、回避，或坐立不安、举止不协调，还可出现口味改变、拒食或暴饮暴食、大量饮酒或服药等，甚至产生自杀、自伤或伤人等极端危险的行为。

## 八、危机中护理人员的角色和作用

1. 建立良好的护患关系 营造温暖、真诚、尊重、平等的心理氛围，强化护患的交流沟通，帮助患者增强对抗疾病的信心。

2. 保证患者的安全 实行全天 24 小时监护。

3. 尽快确认患者危机性质、水平，并评估危险程度。

4. 制订危机干预计划 遵循危机干预的原则制订干预计划：①根据问题的紧急程度来确定优先解决的问题；②设立干预目标，根据患者的情况具体设定。

5. 实施干预

6. 及时反馈、总结与评价

## 九、患者攻击性和自杀行为的干预

1. 患者攻击性行为的干预 预防攻击行为的方法有：了解患者的基础情况、观察患者及其家属的情绪和行为、建立适宜环境，减少诱发因素；及时提供诊疗信息，解除患者的疑惑；前瞻性的解决疾病所带来的诊疗问题或预后适应，减少应激；调整接触方式，应和缓、得体，表现出尊重、理解和关心，避免威胁和挑衅，并注意保持安全距离；鼓励患者表达与宣泄，以期缓解患者激动的情绪；改善和加强社会支持等。

遇到患者的攻击性行为时，护理人员在处理时要沉着、冷静，避免过于焦虑而露于言表，刺激到患者；通过言语帮助患者认识到自己所处的危险情景，向患者提供真实的信息和郑重承诺，使患者相信护理人员会帮助他采取措施防止行为失控；设法帮助患者离开刺激情境，将可能刺激到患者的人员带离现场。

2. 对自杀行为的干预

（1）自杀的危险性评估：包括个人情况、言语表现、行为表现、生理表现。

（2）对自杀行为的干预：包括对护理人员的要求；尽早接触，建立联系；良好的有建设性的沟通；实施监护。

# 第二部分　护考考点解析

## 本章护士执业资格考试考点讲解

1. 患者角色
2. 患者的权力和义务
3. 患者的角色适应问题
4. 患者心理危机及干预

音频：
考点讲解

# 第三部分　测试题

**$A_1$ 型题**

1. 护理人员实施心理干预的主要方式不包括（　　）

A. 心理治疗　B. 情绪疏导　C. 心理咨询
D. 心理支持　E. 社会支持

2. 患者最常见、最重要的心理变化是（　　）

A. 意志行为变化　B. 情绪变化　C. 认知功能变化
D. 人格改变　E. 自我概念紊乱

3. 一些癌症患者在癌症发现之前主要可能经历过的情感创伤为（　　）

A. 焦虑　B. 抑郁　C. 重要情感丧失
D. 大喜大悲　E. 情绪低落

4. 患者在疾病还没有好转，身体还没有完全康复时就从事超出其身体承受能力的活动，应属于下列哪项角色问题（　　）

A. 角色行为强化　B. 角色行为减退　C. 角色行为缺如
D. 角色行为冲突　E. 角色行为异常

5. 在疾病早期出现的角色适应不良多为（　　）

A. 角色行为强化　B. 角色行为减退　C. 角色行为缺如
D. 角色行为冲突　E. 角色行为异常

6. 患者的权利不包括（　　）

A. 因病免除一切社会责任与义务的权利

B. 享受平等医疗待遇的权利
C. 隐私保密的权利
D. 自由选择医疗服务权利
E. 知情和同意的权利

7. 患者在患病后变得以自我为中心、过分关注自己的机体功能，显得幼稚，稍有疼痛就喊叫，这种心理反应属于（　　）

A. 猜疑加重　B. 行为退化　C. 感情淡漠
D. 焦虑增强　E. 情绪低落

8. 器官切除或截肢患者较容易出现（　　）

A. 分离性焦虑　B. 期待性焦虑　C. 阉割性焦虑
D. 短期焦虑　E. 长期焦虑

9. 下列哪种表现不是自杀风险的主要表现（　　）

A. 经常直接或间接谈论死亡　B. 向好友馈赠自己的珍贵物品
C. 谈论死后的生活　D. 以自杀威胁别人
E. 酒精、烟草依赖

10. 预防患者攻击行为，下列不恰当的是（　　）

A. 全面了解患者的基本情况
B. 及时提供诊疗信息
C. 注意保持安全距离
D. 让患者控制激动的情绪，不要随便发泄
E. 加强社会支持

**$A_2$ 型题**

11. 一位母亲因住院治疗不能照顾孩子而坐卧不安，该患者角色转换类型是（　　）

A. 角色行为强化　B. 角色行为减退　C. 角色行为缺如
D. 角色行为冲突　E. 角色行为异常

12. 患者，女，55 岁，经理。因护理人员为其做治疗时喊其床号而不高兴，这是因为患者哪方面的需要未满足（　　）

A. 生理的需要　B. 安全的需要　C. 爱与归属的需要
D. 尊重的需要　E. 自我实现的需要

13. 患者，女，50 岁，患甲状腺功能减退症 2 年。家属主述患者记忆力严重减退、反应迟钝，经常猜疑别人，家人都无法和其进行交流和相处，该患者目前存在的主要心理问题是（　　）

A. 焦虑　B. 恐惧　C. 社交障碍
D. 角色紊乱　E. 自我形象紊乱

14. 患者，男，大学生。因被诊断为慢性肾衰竭而收住院治疗，入院后出现了失眠、哭闹和攻击性行为。患者的这种角色变化属于（　　）

A. 角色行为强化　B. 角色行为异常　C. 角色行为冲突
D. 角色行为减退　E. 角色行为缺如

15. 40 岁的王女士一向争强好胜，工作成绩突出，偶然体检时发现自己患有乳腺癌，生活节奏被打乱，下列干预方法最恰当的是（　　）

A. 为王女士寻找保姆照顾
B. 请求王女士的领导为其调换岗位
C. 帮助王女士重建认知图式，使其获得新的平衡

D. 告诉王女士接受现实

E. 对王女士进行死亡教育

**$A_3$ 型题**

（16~17 题共用题干）

患者男 39 岁以急性心肌梗死入院，入院后给予一级护理低盐饮食卧床休息，但患者认为自己虽患疾病，仍可下床活动，因此表现为烦躁愤怒。

16. 患者出现了哪些行为适应不良（　　）

A. 患者角色缺如　　B. 患者角色强化　　C. 患者角色消退

D. 患者角色消失　　E. 角色认同差异

17. 常见的患者角色适应不良不包括（　　）

A. 患者角色缺如　　B. 患者角色强化　　C. 患者角色消退

D. 患者角色消失　　E. 角色认同差异

（18~19 题共用题干）

患者，男，48 岁。多饮、多尿、多食，体重下降，被诊断为 1 型糖尿病收入院，经治疗已稳定血糖，医生建议出院回家，可继续工作。而患者自感头晕无力，整日卧床不起，不愿出院，觉得无法应对工作。

18. 患者出现了哪些行为适应不良（　　）

A. 患者角色缺如　　B. 患者角色强化　　C. 患者角色消退

D. 患者角色消失　　E. 角色认同差异

19. 下列不属于患者角色强化的是（　　）

A. 对自身疾病过分关心

B. 过度依赖医疗机构及医护人员

C. 过度要求亲友照顾

D. 在病感的陈述中有所隐瞒，急于摆脱患者角色重返社会

E. 不愿承认病情好转或痊愈

## 案例分析题

蒋某，54 岁，副厅级干部，某单位一把手，在接待应酬中突然中风昏迷被送至医院抢救，3 日后醒来，左侧偏瘫，口角歪斜，只能讲简短的单词且含糊不清，但整日乐观开朗，逢人就笑。一周后，虽然左侧仍然不能动弹，但他多次催促医生送她出院回家，并含糊不清地表示："这不是病，不严重，不需住院。"一个多月后，患者左侧躯体刺激有反应，手指能轻微动弹，身体逐渐恢复，但康复仍需时日，此时患者情绪却不如前面乐观，一有人来探视，尤其是面对单位领导和同事就会情不自禁地流泪。在 ICU 住院两个月后转入普通病房接受康复治疗，却不愿意听从康复师的训练要求，百般刁难医生护理人员，不断要求更换医护人员，科室内几乎每一个医护人员都被派去照顾过他，也几乎全被他"赶走过"。

1. 该患者有无患者角色适应困难？

2. 如果有他依次经历了哪些表现类型？

（雷　雨）

# 第九章　临床各类患者的心理护理

## 第一部分　本章重点与难点解析

### 一、儿童患者的心理特点及心理护理

#### （一）儿童患者的心理特点

1. 分离性焦虑　患病儿童住院治疗，离开母亲或亲人，会引发极大的情绪反应，也是婴幼儿患病住院后最突出的心理反应。表现为 3 期：抗议期；失望期；否认期。

2. 恐惧　患儿突然离开父母和家庭，来到完全陌生的环境，生活方式发生改变，心理上产生恐惧感。

3. 行为退化　是儿童行为倒退出现过去发展阶段的行为。例如，不吃奶、不吃饭、尿床、剧烈哭闹、过度依赖等，是儿童逃避压力常用的一种行为方式。

4. 担忧自卑　年龄较大的患儿已能意识到某些疾病的严重后果，难免有所担忧；当某些疾病引起外貌、体型的改变时，有的患儿会产生自卑心理，拒绝别人探视；还有的患儿担心学业落后，低估自己的能力，出现严重的自卑感。

#### （二）儿童患者的心理护理

1. 提供符合儿童心理特点的病房环境

2. 解除或缓解患儿的恐惧情绪

3. 保护患儿的自尊

4. 不同年龄阶段患儿的心理护理

（1）婴幼儿：护士应兼母亲的角色于一身，尽量满足患儿的生理和心理需要。有条件时可允许家长陪护，参与护理过程，促进母子的情感联结，满足患儿亲情的需要。

（2）学龄前儿童：护士应主动接近患儿，与其沟通感情，建立良好的护患关系。帮助患儿熟悉环境，讲明生病须住院的道理，设法尽快解除患儿紧张不安的情绪。

（3）学龄期儿童：学龄期患儿已懂得一些事理，并能较好地进行语言沟通。护士应耐心进行安慰和体贴，争取患儿的信任和配合。

5. 给予家长心理支持　孩子得病，家长最初是否认，继而会感到内疚，甚至产生焦虑、恐惧、悲观等情绪，护理人员要对家长的心情有充分的同理心，以缓解他们的负性情绪，共同促进对患儿的护理计划的实施。

### 二、青年患者的心理特点及心理护理

#### （一）青年患者的心理特点

1. 震惊与否认　青年人得知自己患病尤其是患有严重疾病时，往往感到震惊，难以接受

事实。

2. 急躁与焦虑　青年人的情绪强烈而不稳定，当发生疾病时，由于缺乏心理准备，对病痛反应强烈，表现为急躁、焦虑。

3. 寂寞与孤独

4. 失望与悲观　青年人担心患病会影响学习、工作，对婚恋、生活和前途不利，尤其是慢性病、意外事故或留有后遗症的患者，其心理受到很大打击，易悲观、失望，情绪变得抑郁而捉摸不定。

### （二）青年患者的心理护理

1. 实施认知调整和心理疏导　护士应当针对青年患者的性格、文化层次、经历的不同，采用消除疑虑、说服劝慰、启发建议等方式改变患者不良认知，使患者发挥自身内在潜力，面对现实处理好心理上存在的问题，协助患者渡过难关。

2. 增加社会支持激发生活热情

3. 保护患者的自尊心

## 三、中年患者的心理特点及心理护理

### （一）中年患者的心理特点

1. 焦虑急躁　中年患者常为工作、事业的停滞而忧虑，强烈的责任感使患者焦虑、急躁。

2. 悲观抑郁　患者常心理负荷加重，忧心忡忡，产生悲观、抑郁的心理反应。

3. 敏感多疑、行为退化　在患病期间，有些患者会怀疑自己得了不治之症，对各种检查和治疗疑虑重重，非常关心疾病的预后。

### （二）中年患者的心理护理

1. 尊重患者的人格　中年人是家庭、社会的主要角色，有较强的受人尊重的心理需要。

2. 主动关心患者，缓解其不良情绪　护士应主动关心患者，尽量为患者创造良好的治疗和护理环境，满足患者的合理要求。

3. 协助患者调用社会支持系统

## 四、老年患者的心理特点及心理护理

### （一）老年患者的心理特点

1. 自尊心强，适应性差　随着年龄的增长脑功能及身体能力退化，老年人性格逐渐发生改变，性情比较固执，自尊心强，生活方式较为刻板，对周围环境的适应能力差。

2. 不安全感　主要表现为对身体健康的关注和对经济保障的关心。

3. 自卑和无价值感　对病情评估比较悲观，身体稍有不适就会认为与衰老有关，心理压力大，突出表现为老朽感与无价值感。

4. 敏感与多疑

5. 孤独与寂寞

### （二）老年患者的心理护理

1. 尊重老年患者的人格　老年患者突出的心理需求是受重视和尊敬。

2. 关心老年患者　对老年患者的关心应做到精神上支持和生活上的照顾。

3. 确立生活意义、正确对待身体变化

4. 帮助老年患者克服不良心理　对于那些情绪低落、悲观失望的老人，护士要让他们认识到衰老是人生历程中自然的发展变化过程，改善其不良心境。

5. 增进社会支持

## 五、慢性病患者的心理特点及心理护理

### （一）慢性病患者的心理特点

1. 主观感觉异常　患者注意力转向自身，总想自己的病，对其他事物很少关心。患者常会诉说身体的各种不适。

2. 悲观、抑郁　慢性病病程长，常反复发作，患者在反复治疗过程中，对疾病的发生、发展和预后缺乏信心。

3. 患者角色强化　慢性病患者常出现依赖性增强的表现，情感会变得更加脆弱，甚至放弃自我管理，总希望得到他人的照顾和关心。

4. 敏感多疑

5. 药物依赖和抗药心理

### （二）慢性病患者的心理护理

1. 建立良好的护患关系　和谐的护患关系是心理护理成功的关键。

2. 及时有效的健康宣教　患者的消极情绪不但与疾病的直接刺激有关，也与患者的认知评价有关。

3. 有针对性的心理疏导　医护人员在与患者沟通的过程中对患者的不良心理状态进行疏通引导，以促进患者心理健康的过程。

4. 帮助患者获得更多的社会支持

5. 运用心理治疗技术　放松训练广泛应用于慢性病患者的干预。

## 六、手术患者的心理特点及心理护理

### （一）手术患者的心理特点

1. 手术前患者的心理特点

（1）术前焦虑：原因主要有患者对手术的安全性缺乏了解，担心意外；手术前的心理准备不足，对手术成功缺乏信心；害怕因手术引起剧烈疼痛与不适等。

（2）忧虑、烦躁：患者往往担心家庭经济状况、工作生活变化等方面，常常会出现忧虑、愤怒、烦躁的情绪。

（3）悲观绝望：患者自觉对即将进行的手术无能为力，尤其存在于肿瘤手术患者，思想顾虑大，无法接受病情以及担心手术后的效果，常会产生悲观绝望的心理。

2. 手术中患者的心理特点　恐惧和孤独感，进入手术室与家人分离，陌生的环境，使得患者对任何刺激都比较敏感，尤其是非全麻患者。

3. 手术后患者的心理特点

（1）术后意识障碍：多在术后 2~5 天出现，表现为意识不清，一般 1~3 天后可恢复正常。

（2）感觉异常：主要表现为术后持续疼痛。可能的原因有“继发性获益”，获得了较长时间的休息、家人的关注；对于自己手术伤口的过分关注，出现“臆想性疼痛”。

（3）抑郁、绝望心理：术后伤残和缺损，给患者心理上带来沉重的负担，使其对生活失去信心，出现术后抑郁状态。

（4）患者角色强化：有些患者手术后出现依赖心理增强。

### （二）手术患者的心理护理

1. 手术前患者的心理护理

（1）术前健康宣教：消除患者顾虑，详细地告知术前术后的注意事项，使患者以最佳的心态接受手术。

（2）心理干预：增强患者对手术的心理应对能力，有利于促进患者术后的躯体和心理康复。

（3）社会支持

2. 手术中患者的心理护理　手术过程中，护士应密切观察患者的病情变化及心理反应，对于精神紧张的患者，应及时安慰、及早发现问题，果断做出正确的判断和处理，使手术顺利完成。

3. 手术后患者的心理护理

（1）及时反馈手术信息：医护人员应以亲切和蔼的语言告知患者手术的情况和效果，传达有利的信息，给予患者鼓励和支持。

（2）处理术后疼痛等不适：告诉患者术后 24 小时内疼痛最明显，2~3 天后逐渐缓解，使患者有充分的心理准备。积极的情绪可减轻疼痛，消极的情绪可加重疼痛。

（3）心理疏导：帮助患者克服各种负性情绪。

（4）做好出院心理准备和出院指导。

## 七、妇科患者的心理特点及心理护理

### （一）妇科患者的心理特点

1. 紧张、羞怯：受到传统道德观念的影响，妇科疾病患者不愿在人前谈论自己的疾病，妇科检查也会让很多患者感到羞怯。

2. 焦虑、恐惧：某些妇科疾病患者需要实施手术治疗，在此过程中患者会出现“阉割性焦虑”，及“预感性悲哀”。

3. 急躁不安，挑选医生：患者普遍存在着“早就诊、早治疗”的迫切心理，急于得到医务人员的关注和安慰。

4. 忧郁、多疑：多见于一些中年或者更年期的患者。

5. 自卑：常见于不孕和性病患者。曼宁（Menning）曾将不孕妇女的心理反应描述为震惊、否认、愤怒、内疚、孤独、悲伤和解脱。

### （二）妇科患者的心理护理

1. 建立良好的护患关系

2. 提高患者对疾病的认识　医护人员应加强疾病相关知识的介绍，根据患者的文化素质、心理承受能力，让患者对疾病有一个正确的认识，减轻患者的压力。

3. 有针对性的心理疏导　根据患者不同心理特点采取适当的心理疏导，使患者相信医师的医术，建立健康合理的诊疗信念。

4. 利用社会支持系统　女性患者家庭观念较强，温暖的家庭和亲人们亲切的关怀是她们生活的动力。

## 八、产科患者的心理特点及心理护理

### （一）孕妇的心理特点及心理护理

1. 孕妇的心理特点

（1）焦虑与担忧

（2）依赖性增强

（3）情绪波动

2. 孕妇的心理护理

（1）提供保健指导：护士应根据孕妇不同的社会文化背景、不同的孕周及信息需求情况，选择合适的时间、方式、内容进行有效的孕期保健指导。

（2）心理疏导与心理干预：指导孕妇学会克服不良情绪，避免过度焦虑。

（3）增强社会支持系统

### （二）产妇的心理特点及心理护理

1. 产妇的心理特点

（1）焦虑、恐惧

（2）孤独与烦躁

（3）产后抑郁：产后抑郁是一组非精神病性的抑郁综合征，涵括了产后心绪不良、产后抑郁症以及超出产后心绪不良界线又未达到产后抑郁症诊断标准的“产后抑郁状态”。

2. 产妇的心理护理

（1）建立良好的护患关系

（2）提供保健指导：护士应向产妇介绍分娩的相关知识，帮助产妇做好分娩的心理准备。

（3）倡导导乐陪伴分娩：导乐陪伴分娩由于有经验丰富的助产士的全程观察指导、陪伴、照顾，能有效减轻产妇对分娩的焦虑、恐惧和疼痛，避免了由于心理、精神紧张造成的难产，使产妇在生理和心理上得到支持、安慰和帮助，在整个分娩过程中保持最佳的心理及精神状态。

（4）心理治疗和疏导

（5）帮助产妇克服沮丧、抑郁情绪

（6）利用社会支持系统：做好产妇家属的宣教工作，注重配偶的支持作用，为产妇和婴儿创造温馨的环境。

## 九、急危重症患者的心理特点及心理护理

### （一）急危重症患者的心理特点

急危重症患者中有危、重、急症及普通急诊患者，他们共性的心理特征为心理反应强度很高，并且高度关注疾病的发展与结果。在心理需求上非常强调一个“快”字，其表现多为：①希望立即得到医务人员的高度关注；②尽快明确诊断、减轻痛苦；③检查、交费便捷；④护理技术娴熟等。急危重症患者的心理活动是复杂多变的，影响因素也涉及多方面。常见的共同心理特征有：

1. 焦虑、恐惧　产生焦虑、恐惧的主要原因包括：①疾病因素，如疾病引起的疼痛、发热等给患者造成痛苦，使患者产生对死亡的恐惧。②环境因素，如医院各种医疗仪器及医护人员严肃的表情引起患者的恐惧。③治疗因素，如检查及治疗引发的痛苦和不适造成患者的焦虑。④社会因素，担心住院治疗给家庭带来重大经济负担，肢体伤残导致身体残缺，病后生活和工作能力能否恢复等，这些都可能引起患者焦虑不安。

2. 否认　患者入院后第 2 天可出现否认心理，第 3~4 天达到高峰。

3. 愤怒、冲动　主要表现有：敌意、行为失控、烦躁不安、吵闹哭泣、寝食难安等。

4. 认知狭窄　急危重症常是重大应激源。在应激状态下，个体的认知范畴变得比较狭窄，注意力较多局限于自身病情变化。

5. 意志减弱　表现为自我约束力减弱、独立性下降、依赖性增强等。

6. 孤独抑郁　与家属隔离、医护人员任务繁忙没有足够时间与患者交流，使患者感到孤独。而抑郁的原因主要有：孤独感；身体因连接多种设备带来的捆绑感；因严重创伤导致躯体缺损，如器官摘除、截肢或头面部毁容等；疾病预后不良，治疗前景悲观，如严重后遗症、生活自理能力不能恢复而使今后的生活、学习和工作受到影响等。

### （二）急危重症患者的心理护理

急危重症患者发病急骤，病情发展迅速，所以应以抢救患者的生命为先。同时针对患者出现的各种心理问题，采取切实可行的心理护理措施。

1. 安抚患者情绪，缓解紧张气氛　及时接诊，以热情的态度耐心倾听患者感受，全面了

解患者的病情，通过握手、拍肩等方式，拉近与患者的距离，建立良好的护患关系。

2. 增强患者的安全感，树立患者战胜疾病的信心 除了言语的关心和照顾外，护理人员扎实的医学知识、丰富的临床经验、所提供的精细护理及解决实际问题的能力，能增强患者的安全感，是减轻甚至消除患者不良情绪、赢取患者信任的前提，是实施心理护理的基础。

3. 做好解释工作，加强患者的社会支持 护士应向患者及时反馈病情诊断、治疗等方面的信息，向患者耐心解释病情、发展及其预后。同时注重理解患者家属，站在家属的角度耐心做好沟通，争取家属的支持。

## 十、癌症患者的心理特点及心理护理

### （一）癌症患者的心理反应分期

1. 休克－恐惧期 患者得知患癌时，表现出强烈的恐惧与震惊，可出现眩晕、心慌等生理反应。

2. 否认－怀疑期 怀疑诊断的正确性，四处求医。否认是一种心理防御机制，有一定保护作用。

3. 愤怒－沮丧期 确认癌症诊断后，患者变得易激惹、愤怒，也会伴随着沮丧和悲哀的情绪。

4. 接受－适应期 接受和适应患癌症的事实，但很多患者不能恢复到患病前的心理健康状态。

### （二）癌症患者常见的心理问题

1. 焦虑与恐惧 癌症的高致死率及治疗导致的各种毒副反应常常使患者感到恐惧和焦虑，患者精神紧张，反应过于敏感，特别想了解关于疾病的信息，有强烈的求生欲望。

2. 否认与怀疑 与“否认－怀疑期”的主要心理问题一致。

3. 多疑易激惹 与“愤怒－沮丧期”的主要心理问题一致。

4. 顺从与依赖 与“接受－适应期”的主要心理问题一致。患者顺从配合，希望扭转病情，依赖医护人员、药物及其他疗法等，期待奇迹出现。

5. 自卑与抑郁 主要表现为社交退缩、兴趣下降、无望感、无助感、无价值感、自我评价低，有时产生轻生意念或自杀行为。

### （三）癌症患者的心理护理

1. 建立良好的护患关系，满足疾病信息的需求 患者与护士接触最密切，护士应同患者建立良好的护患关系，及时向患者反馈他们疾病、治疗及预后等信息，提前开展健康宣教，以达到预防或减轻患者对死亡及治疗的恐惧和焦虑的目的。

2. 加强患者的心理支持 患者忍受着躯体和精神压力的双重痛苦，为此，给予无条件的情绪支持尤为重要。

3. 增强患者战胜病患的信念 充分调动患者的主观能动性，鼓励患者进行适当的自我护理，勇敢回归正常的社会生活中，承担力所能及的事务，实现自我价值。

4. 解除顾虑 癌症的治疗方法几乎都具有损伤性或伴随不良反应，针对不同治疗方案的患者，引导患者使用补偿机制，解除顾虑，帮助患者适应正常的社会生活。

5. 提高疼痛阈值 疼痛是晚期癌症患者的主要症状之一。应关心患者，了解其心理需要，耐心解释有关使用止痛剂（如哌替啶）的不良反应，告诉患者长期注射会成瘾，且止痛效果会减弱。提供有效的止痛方法。

6. 争取家属配合 使家属了解治疗过程及可能出现的问题，主动配合医护人员，积极影响患者，避免对患者产生消极影响。

7. 运用心理干预技术 动态性做好患者的心理评估，在不同阶段针对性地运用心理干预技术，减轻或消除患者的不良情绪。

8. 关注癌症患者家属的心理问题 家属由于患者的疾病往往生活、工作等均受到巨大影响，承受巨大的压力，从而影响患者。医护人员应注重与家属交流，同情、理解家属的痛苦，给予安慰和鼓励。

## 十一、传染病患者的心理特点及心理护理

### （一）传染病患者的心理特点

1. 焦虑、恐惧 患者因担心治不好，影响今后的生活，害怕自己的疾病会传染给家人及接触频繁的同事好友而显得心事重重，表现出紧张、焦虑和恐惧的心理。

2. 自卑、敏感 生怕把疾病传染给他人，加上传染病室对患者实行严格的隔离制度，住院患者的活动常常被限制在一定的范围之内，患者也不能经常与家人朋友相见。这让患者产生被嫌弃的自卑感，害怕受到鄙视和厌恶

3. 愤怒情绪 常因病情反复而苦恼，因病情不能迅速好转而烦躁，有些患者悔恨自己粗心大意，怨恨别人把疾病传染给自己，恨自己倒霉。

### （二）传染病患者的心理护理

1. 提供正确的疾病知识 传染病的许多负性心理是由于缺乏正确的疾病知识所致。应客观如实地报告病情，耐心向患者讲解所患疾病的特点、致病源的性质、传染途径、预防措施及及时治疗的重要性，使其认识到传染病并不可怕，只要积极配合治疗是可以治愈的。

2. 加强护患之间的沟通与理解 让患者理解隔离的内涵，即“隔而不离”。

3. 保护患者隐私 有助于给患者提供安全感，让患者放心配合治疗。

4. 提高患者的社会支持 应帮助患者寻求社会支持。家人、朋友、同学及社会的接纳对消除传染病患者的心理问题有着极其重要的作用。

5. 恢复患者的社会适应力 引导鼓励患者与病友之间的言语交流与相互扶持，在病情许可的情况下，鼓励患者积极参加力所能及的活动，鼓励患者坚持日常锻炼、多做感兴趣的事、看电视、听广播、关注社会动态，为患者康复后回归社会奠定基础，做好准备。

## 十二、疼痛患者心理特点及心理护理

### （一）疼痛的概念

疼痛是组织损伤或潜在组织损伤所引起的不愉快感觉和情感体验。

### （二）影响疼痛的心理社会因素

1. 学习因素 人对于疼痛的体验往往受幼时父母行为及周围环境的影响。

2. 对情境的认知评价 在同等程度的疼痛刺激下，个体对其情境所赋予的意义和认知评价不同，感受到疼痛的程度也不同。

3. 注意力 当注意力集中在疼痛刺激上，疼痛就会更加强烈，相反，把注意力放到其他事物上，对疼痛的敏感度则会降低，疼痛得到缓解。

4. 情绪状态 恐惧、生气、内疚等消极情绪可使患者痛阈降低，并且情绪不但可以影响疼痛的强度，有些不良情绪本身还可以引起疼痛，尤其是焦虑和抑郁。

5. 人格特征 不同人格的人，痛阈不同。自尊心强者痛阈高，具有疑病、抑郁、癔症、紧张、容易焦虑等人格特征的人，对疼痛更敏感。

6. 暗示 暗示对痛觉影响很大，安慰剂止痛是最好的例证。

### （三）疼痛患者的心理护理

1. 减轻心理负担，提高疼痛阈值 鼓励其表达疼痛感受，向患者解释疼痛的原因及规律性，使患者产生期待，缓解紧张、焦虑情绪，增强疼痛的耐受力。

2. 减少疼痛刺激　医护人员在对患者进行检查、治疗、护理时，动作应轻柔、准确，减少疼痛刺激。

3. 分散注意力　根据实际条件帮助患者投身到其感兴趣的事物上，转移对疼痛的注意力可减轻疼痛。

4. 利用暗示　采用积极的暗示可以使患者情绪放松、消除紧张，从而提高其痛阈值，减轻疼痛。

5. 放松训练　利用放松训练疗法帮助患者放松，减轻疼痛。

6. 争取家属配合　一方面要积极地为患者治疗疾病，减少家属担心；另一方面要对家属进行卫生健康和心理学教育，解释说明患者的病情及治疗方案，避免家属不恰当的情绪对患者产生精神刺激。

7. 良好的治疗环境　病房应该保持安静，保持良好的通风和光照，温度适宜，病房应该保持整齐清洁，室内的色调以偏冷色调为宜。

## 十三、临终患者的心理特点及心理护理

### （一）临终患者的五个心理反应阶段及心理特点

1. 否认期　认为诊断错误："不，这不会是我，不是真的！"
2. 愤怒期　烦躁不安，愤恨嫉妒："为什么是我，你们都好好的。"
3. 妥协期　配合顺从，延长生命："如果让我好起来，我一定……"
4. 抑郁期　悲伤、退缩、情绪低落、沉默、哭泣："原来真的是我。"
5. 接受期　接受事实，依赖，平静，爱和归属感增加："好吧，既然是我，就去面对吧。"

### （二）临终患者的心理护理

1. 对可告知的临终患者进行病情告知
2. 对不同阶段临终患者的心理护理

否认期：不予反驳，态度坦诚。

愤怒期：宽容理解，不予反击。

妥协期：引导配合治疗，生命教育，减轻患者痛苦。

抑郁期：允许宣泄悲伤，增加家属陪伴，协助完成遗愿及未尽事宜。

接受期：给予安静、明亮、单独的环境，家属陪伴，不过多打扰患者，加强生活护理，尊重。

3. 为临终患者家属提供心理支持

# 第二部分　护考考点解析

## 本章护士执业资格考试考点讲解

1. 各年龄阶段患儿的心理特点及心理护理
2. 术前焦虑
3. 产妇心理护理方法
4. 急危重症患者的心理特点及心理护理
5. 传染病患者的心理特点及心理护理
6. 癌症患者的心理特点及心理护理
7. 疼痛患者的心理特点及心理护理
8. 临终患者的心理特点及心理护理

音频：
考点讲解

# 第三部分　测试题

**$A_1$ 型题**

1. 婴幼儿患病住院后最突出的心理反应是（　　）
   A. 分离性焦虑　　B. 思念亲人　　C. 恐惧
   D. 皮肤饥饿　　E. 行为异常

2. 患儿住院后原本能完成的日常活动，如吃饭、穿衣服等行为，均不能独立完成，此时患儿出现了（　　）
   A. 行为退化　　B. 行为异常　　C. 恐惧
   D. 分离性焦虑　　E. 违拗反抗行为

3. 以下有关分离性焦虑描述错误的是（　　）
   A. 住院患儿由于离开父母而产生的一种焦虑
   B. 患儿可出现冷漠、呆板、口吃、尿床、吮指等现象
   C. 1 岁以内婴儿常出现哭闹不止、拒食和睡眠不安
   D. 患儿年龄越大分离焦虑越突出
   E. 护士穿白色工作服会加重患儿的焦虑

4. 以下病房环境不符合儿童患者心理特点的是（　　）
   A. 病室墙壁采用明快柔和的颜色
   B. 工作人员穿洁白的工作服
   C. 病室用色彩鲜明、活泼的图案装饰
   D. 摆放适量的玩具
   E. 设立儿童活动场所

5. 平时身体健康的青年人，当得知自己患有严重疾病时首先出现的心理反应常是（　　）
   A. 悲观和抑郁　　B. 急躁和焦虑　　C. 震惊和否认
   D. 敏感和多疑　　E. 寂寞和孤独

6. 以下人群中，患者心理活动最复杂的是（　　）
   A. 学龄前患儿　　B. 学龄期患儿　　C. 青年患者
   D. 中年患者　　E. 老年患者

7. 有些患者患病后，非常关注别人的一举一动，别人小声说话，则认为是自己病情加重，这种心理状态是（　　）
   A. 焦虑心理　　B. 恐惧心理　　C. 敏感多疑
   D. 抑郁心理　　E. 紧张心理

8. 关于手术患者的心理护理，错误的一项是（　　）
   A. 及时反馈手术信息
   B. 处理术后疼痛等不适
   C. 心理疏导
   D. 做好出院心理准备和出院指导
   E. 无论手术情况如何均如实向患者反馈

9. 下列不属于老年患者心理特点的是（　　）
   A. 失落和孤独　　B. 分离性焦虑　　C. 敏感多疑
   D. 幼稚退缩　　E. 自卑和无价值感

10. 与患者的沟通中，老年患者最强烈的需要是（　　）
A. 尊重的需要　B. 安全的需要　C. 交往的需要
D. 情感的需要　E. 信息的需要

11. 哪项不是患慢性病的患者易出现沮丧的原因（　　）
A. 久病的折磨　B. 家庭经济负担　C. 家人的厌烦
D. 他人的歧视　E. 自尊心过强

12. 下列哪项不是中年患者不安心住院治疗的常见原因（　　）
A. 思念亲人　B. 忧虑事业　C. 工作繁忙
D. 家庭责任重　E. 较强的抱负

13. 手术患者术前最常见的心理反应是（　　）
A. 焦虑、恐惧　B. 抑郁、无望　C. 敌对
D. 愤怒　E. 依赖

14. 关于急危重症患者心理特点的描述，正确的一项是（　　）
A. 期待名医诊治
B. 挑选抢救经验丰富的医生
C. 在特殊的病室环境中容易孤独抑郁
D. 因急性发病而自责自卑
E. 意志力增强

15. 急危重症患者家属的处理不恰当的是（　　）
A. 充分理解家属的担忧及焦虑心理
B. 从有利于抢救的角度争取家属配合，使其保持安静
C. 尽可能详细向家属介绍病情，安抚情绪
D. 对可能有危险的患者提前告知家属
E. 医护人员以抢救生命为先，不必关注家属的心理

16. 急危重症患者的心理护理应以（　　）为先。
A. 抢救生命，稳定其情绪　B. 鼓励安慰，帮助其树立信心
C. 耐心劝导其接受现实　D. 增加社会支持
E. 营造良好环境

17. 关于急危重症患者的心理护理，哪项不恰当（　　）
A. 主动询问，悉心照顾患者
B. 面对危急重患者沉着冷静，情绪稳定
C. 着重生理上的抢救，心理安抚没太大作用
D. 获得患者信任，缓解紧张气氛
E. 避免消极暗示

18. 关于急危重症患者的否认心理，不正确描述的是（　　）
A. 入院后第 2 天达到高峰
B. 患者否认自己患病的事实
C. 一般入院后第 2 天出现
D. 短期的否认被认为对患者是有利的
E. 约有一半急危重症患者会出现

19. 当患者确诊癌症后常表现为痛苦、不思饮食，甚至拒绝治疗。这是（　　）的心理反应。
A. 休克恐惧期　B. 失望无助期　C. 否认怀疑期
D. 愤怒沮丧期　E. 接受适应期

20. 导致癌症患者焦虑、恐惧的原因**不包括**（ ）
A. 对癌症的错误认知
B. 放、化疗引起的恶心、呕吐反应
C. 手术导致躯体受损
D. 疾病及治疗导致的疼痛
E. 担心疾病传染给家人

21. 癌症患者获悉自己得了不治之症后，生的欲望会降低，死的欲望会增强，这时最适宜的心理护理是（ ）
A. 消除顾虑 B. 增强战胜疾病的信念 C. 减少疼痛刺激
D. 睡眠指导 E. 良好休养环境

22. 关于传染病患者心理特点的描述，正确的一项是（ ）
A. 期待名医诊治 B. 挑选抢救经验丰富的医生
C. 自卑敏感 D. 因急性发病而自责自卑
E. 意志力增强

23. 由于对传染病患者实行隔离制度，患者易产生（ ）
A. 恐惧、焦虑心理 B. 自卑和敏感心理 C. 紧张羞怯心理
D. 急躁冲动心理 E. 无助绝望心理

24. 传染病患者由于疾病的特殊性，逐渐会封闭自我，躲避人群、远离家人朋友，这时最适宜的心理护理是（ ）
A. 提供正确的疾病知识 B. 加强护患沟通与理解
C. 帮助患者克服负性情绪 D. 提高患者社会支持
E. 恢复患者社会适应力

25. “二战”中重伤士兵只有 1/3 诉说非常疼痛，要求使用吗啡；有类似伤势的平民却有 4/5 感觉非常疼痛要求使用吗啡，说明疼痛与（ ）有关。
A. 医院环境 B. 早期经验 C. 对情境的认知评价
D. 注意力 E. 个体情绪状态

26. 关于影响疼痛的心理因素，**错误**的描述是（ ）
A. 从小受到疼痛警告过多，成年后对疼痛较敏感
B. 吗啡能使 100% 的患者缓解疼痛
C. 越注意疼痛部位就越感觉到疼痛加剧
D. 良好心境下痛阈值会提高
E. 放松训练可缓解疼痛

27. 临床上使用安慰剂可以止痛，这主要是利用了（ ）的作用。
A. 转移注意力 B. 放松 C. 暗示
D. 情绪调节 E. 社会支持

28. 当患者发生疼痛时，陪伴家属往往表现出焦虑不安的情绪。此时医护人员**不恰当**的做法是（ ）
A. 积极为患者治疗疾病，减少家属担心
B. 理解家属，允许家属充分宣泄情绪
C. 对家属进行卫生及心理教育，避免家属不良情绪影响患者
D. 向家属详细解释病情及治疗方案
E. 让家属理解包容患者，鼓励和支持患者战胜疾病

29. 临终患者的一般心理变化规律是（　　）
A. 愤怒期→否认期→妥协期→抑郁期→接受期
B. 否认期→妥协期→愤怒期→抑郁期→接受期
C. 否认期→抑郁期→愤怒期→妥协期→接受期
D. 愤怒期→否认期→抑郁期→妥协期→接受期
E. 否认期→愤怒期→妥协期→抑郁期→接受期
30. 安宁护理、舒缓疗护等临终关怀，其核心理念是（　　）
A. 减轻痛苦，延长生命　　B. 治愈疾病
C. 减少痛苦，提高生命质量　　D. 让患者感受到社会支持
E. 降低死亡率
31. 关于临终患者心理特点的分析，错误的一项是（　　）
A. 患者的否认在一定程度上可以避免过分的焦虑和恐惧
B. 当患者意识到生命将到尽头是不可改变的事实时会产生愤怒的情绪
C. 在接受期患者一般表现得比较平静，不再呻吟喊叫
D. 患者在抑郁期不愿意多说话，也不希望太多人来探视
E. 患者发泄了愤怒情绪后一般都会平静安详，积极配合治疗和护理
32. 临终患者心理护理，正确的是（　　）
A. 患者对生命将逝的否认是一种错误认识，护士应予以纠正
B. 对临终患者不要讨论关于“生命”的话题，以免引起患者的伤感
C. 临终患者会比较烦躁，护士要帮助患者学会控制情绪，不要随便发脾气
D. 必要时可通过药物来控制症状，减轻患者痛苦
E. 在接受期患者不愿意多说话时护士要主动与患者交流
33. 临终患者通常最早出现的心理反应期是（　　）
A. 愤怒期　　B. 否认期　　C. 协议期
D. 抑郁期　　E. 接受期
34. 关于临终患者否认期的心理护理，最佳的选择是（　　）
A. 与患者进行生命观念、生命意义等问题的讨论
B. 不揭穿患者的心理防卫机制，耐心倾听患者诉说
C. 不过多地打扰患者，默默陪伴
D. 允许患者自由表达其悲哀情绪
E. 保护患者自尊，尽量满足其心理需要
35. 关于临终患者愤怒期的心理护理，最佳的选择是（　　）
A. 与患者进行生命观念、生命意义等问题的讨论
B. 不揭穿患者的心理防卫机制，耐心倾听患者诉说
C. 不过多地打扰患者，默默陪伴
D. 允许患者自由表达其悲哀情绪
E. 保护患者自尊，尽量满足其心理需要
36. 关于临终患者妥协期的心理护理，最佳的选择是（　　）
A. 与患者进行生命观念、生命意义等问题的讨论
B. 不揭穿患者的心理防卫机制，耐心倾听患者诉说
C. 不过多地打扰患者，默默陪伴
D. 允许患者自由表达其悲哀情绪
E. 保护患者自尊，尽量满足其心理需要

37. 关于临终患者抑郁期的心理护理，最佳的选择是（　　）
A. 与患者进行生命观念、生命意义等问题的讨论
B. 不揭穿患者的心理防卫机制，耐心倾听患者诉说
C. 不过多地打扰患者，默默陪伴
D. 允许患者自由表达其悲哀情绪
E. 保护患者自尊，尽量满足其心理需要

38. 关于临终患者接受期的心理护理，最佳的选择是（　　）
A. 与患者进行生命观念、生命意义等问题的讨论
B. 不揭穿患者的心理防卫机制，耐心倾听患者诉说
C. 不过多地打扰患者，默默陪伴
D. 允许患者自由表达其悲哀情绪
E. 保护患者自尊，尽量满足其心理需要

**$A_2$ 型题**

39. 李某，女，36 岁。住院后其行为像儿童，要求亲友陪伴并给予无微不至的照顾；对有些事情反复询问医护人员或亲属。这种情况属于心理行为问题中的（　　）
A. 否认　B. 焦虑　C. 抑郁
D. 过分依赖　E. 自卑

40. 王某，男，76 岁，患高血压、糖尿病、冠心病等多种疾病，因长期身体不适闷闷不乐，像王某这样慢性病患者由于病程较长、症状固定或反复发作，哪项不会出现（　　）
A. 厌世心理　B. 揣测心理　C. 恐惧多疑
D. 焦虑心理　E. 期待心理

41. 患者女性，58 岁。向护士反映病室人员嘈杂，影响休息。最适当的护理措施是（　　）
A. 提供安眠药，促进患者入睡
B. 做好心理护理，帮助患者适应环境
C. 把治疗和护理全部集中在早晨进行
D. 病室的门、窗、桌、椅脚钉上橡皮垫
E. 做好其他患者的宣教工作，保持病室的安静

42. 患儿男，4 岁，住院后常喊叫、摔东西，拒绝配合医护人员的治疗护理，下列哪项护理措施不当（　　）
A. 建立良好的护患关系　B. 帮助患儿熟悉环境
C. 讲明生病需要住院的道理　D. 向患儿解释疾病知识
E. 通过榜样的作用使患儿配合治疗

43. 患儿女，2 岁，住院后遇见穿白大褂的医护人员就往妈妈怀里钻，看见护士手里的针就大哭，其心理反应属于（　　）
A. 恐惧　B. 焦虑　C. 退化
D. 过分依赖　E. 自卑

44. 患者王某，男，22 岁，因慢性肾衰入院。患者非常焦虑，易激动，稍不如意就发脾气、摔东西，对该患者的心理护理措施不正确的是（　　）
A. 实施认知调整和心理疏导　B. 负性情绪强烈时要多安慰
C. 丰富患者的精神生活　D. 保护患者的自尊心
E. 协调并促进患友间的相互了解，消除寂寞感

45. 患者李某，男性，80 岁。住院后自尊心极强，不服老，特别希望医护人员常到病室探望，喜欢和护士讲述年轻时的光荣历史。在对患者的心理护理中，以下哪项措施不利于维护患者的自尊（　　）

A. 对患者的称呼要尊称　　B. 不随意打断患者的谈话

C. 凡事要与患者辩解清楚　　D. 保护患者的自尊心

E. 做事主动征求患者的意见

46. 某患者，准备进行肿瘤摘除手术，术前护士进行心理护理无效的措施是（　　）

A. 提供心理支持　　B. 让患者做最坏的打算

C. 进行术后行为应对训练　　D. 提供社会支持

E. 积极的心理暗示

47. 某患者需要做子宫肌瘤摘除术，术前患者出现了一系列心理反应，对这些心理反应的认识哪项是错误的（　　）

A. 术前的心理反应对手术和术后的恢复必然产生负面影响

B. 术前焦虑水平很高或很低者，预后不佳

C. 术前焦虑水平适中者，术后效果最好

D. 术前所出现的焦虑和恐惧是正常的情绪反应

E. 术前对医生和手术抱有期望是正常的心理反应

48. 男性，45 岁。当天上午被诊断出肝癌，下列哪项表述提示患者处于否认期（　　）

A. 我身体那么好，难道是因为喝酒喝得太多了吗？

B. 你看我能吃能睡，癌症患者有这样的吗？再查查吧

C. 我的孩子还没毕业，我这一病怎么办啊？

D. 能帮我打听一下哪里治疗癌症的效果特别好吗？

E. 你们忙去吧，别管我！

49. 女性，45 岁，小学文化。刚刚知晓自己被诊断为原发性支气管肺癌。询问护士“我是不是活不了多久了？”针对该患者的心理护理，错误的是（　　）

A. 耐心倾听患者的诉说

B. 讲解有关疾病的知识及治疗措施

C. 安排家人及朋友定期看望患者

D. 指导患者立遗嘱，安排后事

E. 安慰患者，保持积极情绪

50. 患者男，62 岁。吞咽困难一个月余，经检查后确认食管癌并肝转移。患者哭泣、烦躁。目前该患者的心理反应是（　　）

A. 否认期　　B. 愤怒期　　C. 妥协期

D. 抑郁期　　E. 接受期

51. 患者男，65 岁。因尿血被诊断为肾癌。在得知自己的病情后，拒绝治疗，继而赴多家医院进行咨询。其心理状态处于（　　）

A. 休克恐惧期　　B. 失望无助期　　C. 否认怀疑期

D. 愤怒沮丧期　　E. 接受适应期

52. 某临终患者对护士叙述“我得病不怪别人，拜托你们尽力治疗，有什么新疗法可以在我身上试验，奇迹总是有的啊。”该患者处于心理反应的（　　）

A. 否认期　　B. 愤怒期　　C. 妥协期

D. 抑郁期　　E. 接受期

53. 患者男，73 岁，3 天前因受凉而发热，剧咳，大量黄浓痰，气急，恐惧，躁动不安，故急送入院，诊断为慢性支气管炎急性发作，作为护士，首先采取的心理护理措施是（　　）

A. 调节患者的生活，在饮食上力求美味可口富有营养

B. 主动热情介绍病区设施、管理要求

C. 鼓励家属在精神和物质上给予关怀

D. 安慰患者，对患者的护理迅速，并向患者介绍此病的知识

E. 营造良好的治疗环境

54. 三国时期华佗为关羽刮骨疗毒，其过程关羽一直在与人对弈。这是通过（　　）来缓解疗毒时的疼痛。

A. 减轻心理负担　　B. 减少疼痛刺激　　C. 分散注意力

D. 利用暗示　　E. 放松训练

55. 患者男，75 岁。因脑出血进行手术已数小时。家属焦急地问病房护士："手术怎么还没有结束啊，我很担心！"此时最能安慰家属的回答是（　　）

A. "假如手术有问题，医生会通知您的。"

B. "这样的病情手术风险本来就很大，您就别催了！"

C. "您的心情我能理解，我可以打电话了解情况后再告诉您！"

D. "这种手术的时间就是很长，您去手术室门口等着吧。"

E. "对不起，我不清楚手术的情况。"

56. 患者女，67 岁。6 个月前出现吞咽食物哽咽感，近 1 个月吞咽困难，流质饮食难以下咽，消瘦、时常焦虑。此时护士最恰当的心理护理措施是（　　）

A. 让罹患同样疾病的患者进行正面鼓励

B. 对该患者进行疾病相关宣教，让患者了解预后的情况

C. 让患者家属进行安慰，转移患者注意力

D. 患者表现属于正常现象，不用特别关注

E. 保持病室安静，让患者充分休息

**$A_3$ 型题**

（57~58 题共用题干）

患者，女性，32 岁，子宫颈癌，拟手术治疗。患者情绪低落，沉默寡言，夜不能寐。

57. 护士采取的最重要的护理措施是（　　）

A. 报告主管医生　　B. 让其爱人陪伴

C. 鼓励患者诉说并给予疏导　　D. 向患者解释疾病知识与手术注意事项

E. 联系精神科医生会诊

58. 进入手术室的陌生环境后患者常出现的心理反应是（　　）

A. 担心　　B. 恐惧　　C. 烦躁

D. 沉默　　E. 焦虑

（59~62 题共用题干）

患者林先生，45 岁，某外企公司经理，儿子上中学。最近因身体乏力、食欲减退、肝区时有疼痛，被诊断为"肝硬化"入院治疗。住院期间林先生仍然放不下工作，在病房处理文件。要求医生用最好最短的治疗方案，尽快出院。

59. 该患者的这种表现属于哪种心理反应（　　）

A. 寂寞孤独　　B. 焦虑急躁　　C. 固执刻板

D. 自尊心强　　E. 行为异常

60. 该患者由于没能安心养病，病情时好时坏，因此常唉声叹气、忧心忡忡。患者此时的心理反应是（ ）

A. 敏感多疑　B. 失落伤感　C. 悲观抑郁　D. 寂寞孤独　E. 自卑

61. 该患者看到医生护士就询问病情，怀疑病情加重变成肝癌，变得脆弱易激惹，希望妻子家人、医护人员更加照顾他。患者此时的心理反应特点是（ ）

A. 自卑与依赖　B. 焦虑与急躁　C. 悲观抑郁　D. 恐惧愤怒　E. 敏感多疑与行为退化

62. 护士应给予该患者的心理护理措施不正确的是（ ）

A. 主动关心患者，禁止其在病房工作

B. 将患者视为合作者，多征求和倾听他们的意见

C. 尊重患者的人格，帮助其树立治疗信心

D. 引导患者正确对待疾病，缓解其不良情绪

E. 协助患者建立社会支持系统，消除后患之忧

（63~66 题共用题干）

患者小丽，女，22 岁，职员。因发热、关节疼痛、双侧面颊红斑，诊断为“系统性红斑狼疮”。起初她非常震惊，无法相信，拒绝治疗。经再次确诊后才住院，并恳求医生一定要尽快治好她的病。激素类药物的副作用使小丽的容貌、身材发生了变化，爱美的她病情稍一缓解就擅自停药，导致病情反复。

63. 根据上述情况，该患者的心理反应不包括（ ）

A. 震惊　B. 否认　C. 急躁　D. 抑郁　E. 焦虑

64. 住院期间，其他患者有亲友探视，小丽黯然神伤，神情落寞。患者此时的心理特点可能是（ ）

A. 急躁焦虑　B. 寂寞孤独　C. 抑郁自卑　D. 悲观失望　E. 厌世心理

65. 小丽变得越来越沉默、情绪低落。担心失去工作，害怕病情影响未来生活，感觉前途渺茫。此时她的心理反应是（ ）

A. 悲观失望　B. 急躁焦虑　C. 自卑与无价值感　D. 恐惧忧虑　E. 敏感多疑

66. 对该患者的心理护理，以下哪项措施不恰当（ ）

A. 实施认知调整和心理疏导　B. 对患者的不遵医行为进行严厉批评

C. 协调并促进患友间的相互了解　D. 丰富患者的精神生活

E. 满足患者参与活动的需要

（67~68 题共用题干）

女性，28 岁，因车祸致右腿受伤，意识尚清醒，被紧急送到医院。患者很担心自己的腿保不住，非常紧张，不停哭泣。

67. 对于该患者目前的情况，护士首先要进行的心理护理是（ ）

A. 在配合医生检查的同时安抚患者情绪，使其放松下来

B. 告诉她即使是截肢也可以装义肢恢复行走功能

C. 加强患者的社会支持

D. 树立战胜疾病的信心

E. 以上都不对

68. 经检查右腿无大碍，包扎好后患者仍很紧张，感觉腿部非常疼痛，护士最适宜的心理护理措施是（　　）

A. 减少疼痛刺激　　B. 加强社会支持
C. 指导放松训练　　D. 树立战胜疾病的信心
E. 营造良好治疗环境

（69~70 题共用题干）

患者男，69 岁，肝癌晚期。患者住院期间情绪激动，常常指责或挑剔家属和医护人员。

69. 患者处于心理反应的（　　）

A. 否认期　　B. 愤怒期　　C. 妥协期
D. 抑郁期　　E. 接受期

70. 护士正确的护理措施是（　　）

A. 给患者正确的死亡观和人生观教育
B. 让患者尽可能一个人独处
C. 认真倾听患者的心理感受
D. 诚恳地指出患者的不恰当做法
E. 减少和患者的语言交流

**$A_4$ 型题**

（71~74 题共用题干）

患者女，19 岁，被沸水烫伤入院，面部、颈部有红斑，胸腹部、双足和双小腿均为水疱，有剧痛。患者入院情绪激动，悲伤哭泣，请求医生优先抢救自己。

71. 对于该患者目前的情况，护士首要的任务是（　　）

A. 迅速抢救危及患者生命的损伤，稳定其情绪
B. 鼓励安慰，帮助其树立信心
C. 耐心劝导其接受现实
D. 增加社会支持
E. 营造良好环境

72. 此时患者最突出的心理问题是（　　）

A. 焦虑、恐惧　　B. 否认　　C. 愤怒、冲动
D. 孤独抑郁　　E. 意志减弱

73. 经过急救处理，患者脱离生命危险，但身体皮肤多处受损较为严重，患者常偷偷哭泣，眉头紧皱，言语减少。其最可能的心理反应是（　　）

A. 认知狭窄　　B. 否认　　C. 愤怒、冲动
D. 孤独抑郁　　E. 意志减弱

74. 针对该患者开展的心理护理措施**不包括**（　　）

A. 耐心倾听患者对意外打击的不良感受
B. 不打搅患者，让患者尽可能一个人独处
C. 充分与患者沟通，详细解释患者病情，强调积极的信息
D. 鼓励患者可通过整形手术恢复容貌
E. 加强患者的社会支持

**X 型题**

75. 妇科患者常见的心理反应有（　　）
A. 紧张、羞怯　B. 焦虑、恐惧　C. 忧郁、多疑
D. 急躁不安，挑选医生　E. 自卑

76. 有利于产妇顺利分娩的心理护理措施有（　　）
A. 教授产妇一些育儿的知识与技能
B. 护士耐性倾听产妇诉说心理困惑和烦恼
C. 鼓励产妇一人面对分娩，不允许家属陪伴
D. 帮助产妇克服产后沮丧、抑郁情绪
E. 护士应对产妇进行积极的语言暗示

77. 患者不安心住院治疗，常见于（　　）
A. 儿童患者思念亲人
B. 青年患者挂念学业
C. 中年患者因工作繁忙或家庭责任
D. 老年患者担心家庭经济负担
E. 幼儿分离焦虑及恐惧

78. 急危重症患者心理需求上非常强调一个“快”字，其主要表现在（　　）
A. 希望立即得到医务人员的高度关注
B. 尽快明确诊断、减轻痛苦
C. 检查、交费便捷
D. 护理技术娴熟
E. 尽快出院

79. 急危重症患者入院初产生焦虑、恐惧的主要原因包括（　　）
A. 疾病症状导致的痛苦　B. 死亡的威胁
C. 严肃、紧张的环境　D. 检查和治疗引起的不适
E. 住院治疗给家庭带来重大经济负担

80. 癌症患者心理反应分期包括（　　）
A. 休克－恐惧期　B. 否认－怀疑期　C. 接受－适应期
D. 妥协－抑郁期　E. 愤怒－沮丧期

81. 癌症患者常见的心理问题包括（　　）
A. 多疑易激惹　B. 顺从与依赖　C. 自卑与抑郁
D. 焦虑与恐惧　E. 否认与怀疑

82. 对传染病患者的心理护理恰当的是（　　）
A. 提供正确的疾病知识　B. 加强护患沟通与理解
C. 避免职业暴露　D. 恢复患者的社会适应力
E. 提高患者的社会支持

83. 下列可影响疼痛的心理社会因素是（　　）
A. 组织损伤　B. 对情境的认知评价　C. 对疼痛部位注意
D. 暗示　E. 情绪

84. 可以减轻疼痛的心理护理措施是（　　）
A. 护理操作动作轻柔
B. 放松训练
C. 在注射时与患者交谈分散其注意力

D. 利用安慰剂

E. 布置病房主色调为蓝色

85. 对临终患者的心理护理正确的是（　　）

A. 满足患者的一切愿望

B. 对否认期患者表示认同，再另找合适时机引导其接受病情

C. 对妥协期患者可适当使用止痛药

D. 允许抑郁期患者宣泄悲伤情绪

E. 加强与接受期患者交流，提高患者人生价值感

## 案例分析题

1. 小军，男，6 岁，急性肾炎入院。住院后，忧虑、孤僻、不爱说话，不同别的小患友玩耍，常常一个人望着窗外发呆，有时夜间尿床，时常从睡梦中惊醒，食欲不佳，不愿配合医生、护士的检查和治疗。妈妈每次来探望，他都要求妈妈带他回家，临走时又抱住妈妈的腿大哭大闹，不愿让妈妈离开。经了解，小军 4 岁时父亲抛弃他们母子，母子俩相依为命。妈妈要强，工作努力，无时间顾及小军。小军入院后，请小保姆照顾，自己很少有时间探望，每次探望也是带来他爱吃的食物，留下钱后又匆匆地离开，忽略和孩子的沟通。小军认为自己是个病孩子，所以妈妈也不再爱他，要遗弃他，觉得自己是多余的，很伤心。

（1）小军生病住院后出现了哪些心理反应？

（2）针对小军的情况，你应如何给予心理护理？

2. 小丽，女，23 岁，活泼漂亮，外企职员。因发热、关节疼痛、双侧面颊红斑，在当地医院诊断为“系统性红斑狼疮”。这让身体素来健康的小丽无法相信，拒绝接受治疗，又去省医院检查，结果相同。恐慌无助的她此时将所有希望寄托在医生身上，恳请医生一定要尽快治好她的病。住院期间，别的患者有亲友探视时，小丽就不禁黯然神伤，神情落寞。随着激素药物的作用，小丽原本俊俏的脸庞、苗条的身段也悄然发生了变化，爱美的小丽不愿意再照镜子。病情一缓解，她就自认没事了，擅自停服激素药，导致病情反复。小丽变得越来越沉默，整天愁眉紧锁、情绪低落。护士在与小丽的沟通中了解到小丽家在偏远的农村，只能独自默默地承受疾病的痛苦，患病后担心失去工作，害怕疾病影响未来的生活，感觉前途渺茫。

（1）小丽患病后发生了哪些心理反应？

（2）假如你是小丽的责任护士，你将如何对其进行心理护理？

3. 患者林先生，48 岁，某外资公司市场营销部经理，儿子上高中，父母由他赡养。林先生事业心强、工作忙碌，常与客户喝酒应酬。平素自觉身体健康，但最近时常感觉身体乏力、易疲倦、食欲减退、肝区时有疼痛，被确诊为“肝硬化”而入院治疗。事业正处于上升期的他无法接受患病的现实，住院期间仍放不下工作，在病床上处理大量文件。他要求医生用最好的药物治疗，希望住几天就能治愈出院。由于没能放松休息、安心养病，林先生的病情也就时好时坏。这让林先生越发焦躁不安，时常唉声叹气、忧心忡忡，看到医生、护士进病房就要喊住不停发问，自诉“吃不下饭，晚上睡不好觉、感觉头痛、头昏、心慌”等。他变得容易激惹，稍不如意就向妻子发火。

（1）你认为林先生患病后有何心理变化？

（2）如果你是林先生的责任护士，你将如何对其进行心理护理？

4. 张大爷，73 岁，退休干部。于入院前晚 7 时看电视时突然左侧肢体无力、活动障碍，诊断为“脑梗死”入院治疗。患者意识清晰，发音含糊，情绪低落，沉默寡言。白天曾不顾保姆阻拦，非要下床如厕，险些跌倒。经护理人员耐心地和患者谈心，得知患者住院前身体硬

朗，自己管理家务，生活规律，每天去老年俱乐部活动，热衷于社区服务活动。老伴身体不好，不能常到医院陪伴。儿子又在外地，为不影响其工作，未告知病情。常听人说“老年人73、84岁是个坎儿”，这次生病住院自认为命不长久。又听同病房的陪护人员讲：“脑梗死十人患病九人瘫，此病麻烦”。想到自己以后凡事需人照料，觉得活着没意义了，整天忧心忡忡。

（1）张大爷患病后的心理变化有哪些？

（2）针对张大爷的心理状态，你如何对其进行心理护理？

5. 患者，女性，56岁，患有高血压、冠心病。长期服用降压药物，血压控制平稳，维持在140~130/96~78 mmHg，近一年来精神差，情绪十分低落，时时叹息，常常伤心流泪，对什么都不感兴趣，感觉生活没有意义，不愿意见人，不多与人交往。近3月来，睡眠不佳，不思饮食，对任何事情都无所谓，总觉得活着没有意思。

（1）该患者心理特点有哪些？

（2）护士如何对其进行心理护理？

6. 患者男，50岁，胃大部分切除术，6点安返病房。切口敷料干燥，给予吸氧、禁食、胃肠减压、抗炎、对症支持、心电监护等治疗护理措施。

（1）术后患者可能出现心理变化有哪些？

（2）护士如何对其进行心理护理？

7. 孕妇35岁，G2P1，现停经33周，从孕7月开始双下肢水肿，经休息不消退，常有头晕、头痛，自服止痛片缓解。近2天头昏、眼花、不适加重，入院治疗。

（1）根据该患者目前状态分析产妇产前心理特点有哪些？

（2）护士如何对其进行心理护理？

8. 患者李某，女，62岁，退休干部。体检时发现肺癌后入院治疗。入院后患者情绪一直低落，经常去找医生咨询：“我的肺癌诊断清楚了吗？会不会弄错了？”当医生明确告知其已经确诊后，李某情绪很不稳定，动不动就对家人或医护人员发脾气，食欲缺乏，夜眠差，甚至不配合治疗。

（1）请列出癌症患者的心理反应分期，并指出该患者心理反应属于哪些分期？

（2）如何对该患者开展心理护理？

9. 男性，50岁，干部。因心前区压榨样疼痛5小时不缓解，伴冷汗、恐惧，有精神紧张和濒死感，速来院急诊，经检查诊断为急性心肌梗死，绝对卧床一周治疗。患者害怕自己随时死亡，要求护士加强监护，事事依赖护士和家属，生怕稍有不慎就导致病情恶化。

（1）患者此时的心理反应是什么？急危重症患者的心理问题有哪些？

（2）如何对该患者开展心理护理？

10. 患者古某，女，30岁，公司职员。因羊水过少行剖宫产术取出胎儿，麻醉过后自觉伤口疼痛难忍，烦躁不安，一看见护士就要求护士为其增加镇痛药。不敢翻身及下床，稍微动一下就觉得疼痛不已，担心伤口开裂。实习护士为其按压腹部促进子宫收缩，被其拒绝，两相争持。

（1）造成患者疼痛的主要心理因素是什么？

（2）影响疼痛的心理因素有哪些？如果是你，将如何对该患者开展心理护理？

11. 患者女性，18岁，大一学生。因发热、咳嗽来院就诊，经检查诊断为肺结核，收入院隔离治疗。医生告知其通知家人和室友来院做身体检查，患者迟迟没有行动，整日忧心忡忡，烦躁不安。

（1）请分析患者的心理问题及原因。

（2）如何对该患者开展心理护理？

12. 患者男性，70 岁，部队退休干部。肝癌晚期，疼痛剧烈。同时患有阿尔茨海默症，经常喜欢盯着女性看，举止失礼，记忆严重受损。生活自理能力差，由保姆照顾。患者遗忘了大部分亲人，只认得唯一的女儿，但小时候父亲的正直威严的形象崩塌使女儿无法接受，女儿一直生气，平时鲜少回来探望，直至父亲临终其归来照顾亦有隔阂。

（1）临终患者通常有哪些心理反应阶段？该患者可能有哪些心理困境？

（2）你将如何对该患者开展心理护理？

（薛本洁　赖春燕）

# 第十章 护理人员职业心理素质及培养

## 第一部分 本章重点与难点解析

### 一、护理人员角色、护理人员职业角色、护理人员职业心理素质的概念

护理人员角色是指社会所期望的适用于护理人员的行为模式。其含义包括：护理人员角色就是护理人员行为；护理人员角色表示护理人员的地位和身份；护理人员角色意指社会对护理人员的期望。

护理人员职业角色是指在护理实践过程中，护理人员应具备的职业心理素质和行为模式。

护理人员职业角色可包括：计划制订者；照顾提供者；协调者；护理教育者；护理研究者；护理管理者。

护理人员职业心理素质是指护理人员从事护理工作时的综合心理能力的表现及稳定的心理特征。它是做好护理工作的心理基础，也是护理人员获得工作成就的主要因素之一。

### 二、护理人员职业角色的适应

为了适应现代护理学科发展的需要，护理人员必须具备能够适应各种角色转变的能力。护理人员职业，由于其特殊的工作使命、对象和范畴等，使他们承担着独特的社会角色，并具有独特的职业化内容、规范和行为标准。而每位护理人员在从事护理职业以前均有着各自不同的个性特点和人生经历，因此，个体对护理人员职业角色的适应性也不同。

### 三、护理人员职业角色适应不良的表现

1. 角色混乱 即角色模糊、定位不准确。护理人员的角色混乱是指个体对角色期望不清楚，不知道该做什么、怎样去做，也无法预料与他人交往时应表现的行为。

2. 角色冲突 是指角色承担者在众多的角色之间因各个角色在行为规范上的要求不尽相同甚至相对而产生的行为矛盾和冲突。

3. 角色减退 护理人员的角色减退是指个体已经适应了护理人员的角色，但由于某种原因，使其角色行为出现消退的现象。

4. 角色倦怠 即职业倦怠。护理人员职业倦怠是指由于护理工作应激过强或过于持久，使个体产生情感、态度和行为等方面的一系列衰竭状态。

### 四、影响护理人员职业角色化过程的因素

社会文化因素；职业教育因素；价值观因素；自我调控因素。

## 五、护理人员应具备的职业心理素质

1. 良好的认知能力，包括敏锐的观察力、良好的注意力、准确的记忆力、独立的思维能力。

2. 积极稳定的情绪

3. 适宜的气质和性格类型

4. 掌握沟通技巧，善与人交往

5. 良好的意志品质

## 六、护理人员职业心理素质的培养

1. 树立职业理想，培养职业兴趣

2. 优化职业态度与价值观

3. 认真学习专业知识和人文知识

4. 强化护理人员职业行为

5. 医院管理者重视对护理人员良好心理素质的培养

## 七、护理人员的工作特点与心理特征

1. 长期超负荷的工作状态造成心理紧张

2. 特殊的工作环境和工作性质导致情绪多变与身心疲劳

3. 复杂的人际环境引起的人际冲突与角色冲突

4. 社会支持不足而产生失落感

## 八、护理人员工作倦怠的调适

1. 个体应对策略 ①接受并正视工作的倦怠；②加强自我疏导，学会及时倾诉；③认清自我，及时调整心理定向；④学会寻求社会支持；⑤掌握应对压力的技术。

2. 组织干预策略 ①从医院制度和基层管理层面，关注护理人员心态，给予人性化关怀；②医院管理者加强对护理人员进行心理学知识的辅导培训；③呼吁家人和社会给予充分理解和支持。

## 九、护理人员的心理保健

1. 影响护理人员心理健康的因素 职业认同感不足；工作压力较大；人际关系复杂；自身应对能力不足

2. 护理人员心理健康的维护

（1）个体心理健康的维护：树立健康的职业心态；保持和谐的人际关系；提高情绪调控能力；学会休闲和娱乐，休闲和娱乐也是减压的方式之一。

（2）护理管理者对护理人员心理健康的维护：满足护理人员的职业心理需求；加强护理人员的社会支持；营造人性化的工作环境，促进护理人员的身心健康；提高护理人员的心理调适能力。

# 第二部分 护考考点解析

本章没有单独的护士执业资格考试考点

# 第三部分 测试题

**$A_1$ 型题**

1. 社会所期望的适用于护理人员的行为模式指的是（ ）

A. 社会角色　B. 护理人员角色　C. 护理人员行为
D. 护理人员心理　E. 护理人员职业角色

2. 护理人员职业角色指在护理实践过程中，护理人员应具备的职业心理素质和行为模式。以下不符合护理人员职业角色的为（ ）

A. 计划制订者　B. 照顾提供者　C. 护理教育者
D. 护理管理者　E. 医院监管者

3. 护理人员优秀的心理素质不包括（ ）

A. 良好的认知能力　B. 愉快而稳定的情绪
C. 良好的人格特征　D. 掌握沟通技巧，善与人交往
E. 高智商

4. 护理人员职业角色在适应过程中，由于受到许多因素的影响，常常会出现角色适应不良的问题，其表现不包括（ ）

A. 角色混乱　B. 角色冲突　C. 角色减退
D. 角色缺如　E. 角色倦怠

5. 护理人员应该具备的良好的认知能力，不包括（ ）

A. 丰富的想象力　B. 敏锐的观察力　C. 良好的注意力
D. 准确的记忆力　E. 独立的思维能力

6. 以下哪一项是实施整体护理的重要心理基础（ ）

A. 良好的认知能力　B. 准确的记忆力
C. 愉快而稳定的情绪　D. 良好的人格特征
E. 掌握沟通技巧，善于与人交往

7. 角色倦怠在护理人员的身上表现得更加明显，以下不属于护理人员角色倦怠表现的是（ ）

A. 感觉身体能量已耗竭、持续的精力不济、极度疲乏、虚弱
B. 一些不良生活方式，如滥用药物、酗酒、过度抽烟等
C. 对自己工作的意义和价值的评价提高
D. 注意力难以集中，思维灵活性差
E. 以一种消极的、否定的、麻木不仁的态度和冷漠的情绪去对待自己周围的人

8. 工作倦怠是指个体长期处于工作压力状态下所出现的一种负性的、个体化的认知与情感反应，包括情感耗竭、去人格化和（ ）三个方面的内容。

A. 焦虑　B. 抑郁　C. 个人成就感丧失
D. 情绪不稳定　E. 人格缺陷

9. 下列哪项不是造成护理人员心理矛盾、家庭矛盾，在工作与家庭生活中不同角色转换时产生冲突的因素（ ）

A. 各种疾病及许多有毒的致病因子，如细菌、病毒、核放射的威胁
B. 实施抢救少
C. 护理人员为患者付出的辛勤劳动得不到应有的尊重与公平的认可
D. “三班倒”的工作制
E. 职称评定、进修深造、经济收入、住房等福利待遇上的不合理

10. 关于护理人员良好心理素质的培养，哪一项不正确（　　）
A. 树立健康的职业心态
B. 保持和谐的人际关系
C. 主要依靠个体的自我修养，与医院的管理关系不大
D. 提高情绪调控能力
E. 学会休闲和娱乐

11. 护理人员应力求做到“眼观六路，耳听八方”，对繁重的工作内容做到心中有数。它体现的是护理人员职业心理素质的（　　）
A. 敏锐的观察力　　B. 良好的注意力　　C. 良好的人际关系
D. 准确的记忆力　　E. 独立的思维能力

12. 创设良好的护理情景氛围，反复地通过模拟化角色扮演，逐步矫正学生与职业行为不相符的日常习惯，以形成适宜的职业行为。这指的是护理人员职业心理素质培养的（　　）
A. 强化护理人员职业行为　　B. 重视专业思想教育
C. 培养良好的职业道德　　D. 认真学习专业知识
E. 优化职业态度和价值观

13. 当护理人员虽具有强烈的职业责任感，喜爱自己的工作，但在自我体验上感觉护理工作被轻视，认为自己社会地位不高，使其不能从工作中充分感受到自身价值实现的满足感时，应采取以下哪种方法进行心理健康的维护（　　）
A. 满足护理人员的职业心理需求　　B. 加强护理人员的社会支持
C. 促进护理人员的心身健康　　D. 营造人性化的工作环境
E. 提高护理人员的心理调适能力

14. 角色扮演者获得了对角色行为的信息反馈，从而不断地调节自己的角色行为，使之与角色期待一致，这是指（　　）
A. 角色行为　　B. 角色学习　　C. 角色评价
D. 角色认知　　E. 角色期待

15. 一个护理人员不能妥善处理工作中的各种人际关系及承担的各种社会角色等，使其对职业角色化过程产生了消极的影响。其因素为（　　）
A. 社会因素　　B. 文化因素　　C. 职业教育因素
D. 价值观因素　　E. 自我调控因素

**$A_2$ 型题**

16. 患儿，2 岁，因从床上坠地后哭闹不止而来就诊。医生诊察后，给予安神镇静药即结束。在旁的一位护士发现医生在询问病史中，其母谈及患儿呕吐过一次，查体时发现患儿左臂功能有点改变。便让其母稍坐片刻，对患儿进行密切观察。不一会患儿再次呕吐，左臂功能明显障碍，随即建议患者到脑外科检查，最终做了切除脑血肿手术，使患儿转危为安。该案例体现了护理人员职业心理素质的哪些方面（　　）
A. 积极稳定的情绪　　B. 适宜的气质类型　　C. 匹配的性格特征
D. 良好的认知能力　　E. 坚强的意志品质

17. 护理人员小刘因科室护士较少，故有时常值夜班，且参与身心高度紧张的抢救工作，长期如此，导致其生活不规律，产生了身心疲劳，出现身心耗竭综合征。此现象是什么因素引起的（　　）
A. 社会心理支持不足　　B. 自我调控的影响　　C. 工作压力较大
D. 护理人员自身应对能力　　E. 人际关系复杂

18. 内科护士小田，在护理一位糖尿病患者时，一边为患者注射胰岛素，一边讲解患者出院后注射胰岛素的方法。此时，护理人员扮演的角色是（　　）

A. 协同者　　B. 咨询者　　C. 研究者
D. 代言者　　E. 教育者

19. 护理人员小王，由于长期在重症监护病房工作，护理工作应激过强或过于持久，产生情感、态度和行为等方面的一系列耗竭状态。为护理人员角色适应不良的哪种表现（　　）

A. 角色冲突　　B. 角色混乱　　C. 角色减退
D. 角色倦怠　　E. 角色强化

20. 小赵，肿瘤外科护理人员，当她面对因为受肿瘤威胁而发怒的患者时，将患者的发怒当作一种健康的适应反应，没有以怒制怒；而回到家里当面对家人发怒时，自我约束能力下降，向家人发火。她在医院所表现的是（　　）

A. 角色行为　　B. 角色学习　　C. 角色评价
D. 角色认知　　E. 角色期待

21. 新护理人员小田，常常找不到自己的位置，不明确承担护理人员角色该做什么、怎样去做，这是护理人员角色适应不良的哪种表现（　　）

A. 角色冲突　　B. 角色混乱　　C. 角色减退
D. 角色倦怠　　E. 角色强化

**$A_3$ 型题**

（22~23 题共用题干）

某男，45 岁，博士生导师，平素身体健康，婚姻美满，家庭和睦，孩子年幼。他在一次例行健康体检中，被确诊为晚期肝癌。一向事业顺风，家庭和美的他无法接受残酷的现实，陷入了极度的绝望。此时，面对这位患者，护理人员了解此类患者面对突然打击时的强烈情绪及反应大多比较短暂，她边守候在患者身边，边观察患者的情绪反应，及时与患者做适度的沟通，较充分理解患者的内心冲突，同时运用各种方法收集患者的信息，基本判定该患者具有知书达理，热爱家庭，热爱生活等特点，打算选择适当时机，进一步通过临床观察和必要的心理测验，对其人格特征做更深入了解（内向或外向，乐观或悲观），选择适用于该患者的心理危机干预对策。

22. 从该护理人员的行为反映出护理人员的职业角色不包括（　　）

A. 计划制订者　　B. 照顾提供者　　C. 协调者
D. 护理研究者　　E. 医院管理者

23. 此案例反映了一个优秀护理人员，下列选项不合适的是（　　）

A. 要对护理工作感兴趣，热爱护理工作
B. 良好的认知能力
C. 积极稳定的情绪
D. 适宜的气质和性格类型
E. 个人成就感丧失

**X 型题**

24. 现代护理工作要求一名优秀护理人员具备良好的认知能力，包括敏锐的观察力和（　　）

A. 丰富的想象力　　B. 形象的感受力　　C. 良好的注意力
D. 准确的记忆力　　E. 独立的思维能力

25. 护理人员职业角色在适应过程中，由于受到许多因素的影响，常常会出现角色适应不良的问题，其表现为（　　）

A. 角色混乱　　B. 角色冲突　　C. 角色减退

D. 角色缺如　　E. 角色倦怠

## 案例分析题

1. 护理人员小田，在去上班的公交车上人多非常拥挤，一位小伙子挤了她一下便匆忙下车，她感觉不对，发现自己的钱包被偷了，随即抓住小伙子质问钱包的下落，没想到他挣脱下车跑了。到医院后她整理了一下情绪，投入到忙碌的工作中。半夜，救护车送来一位满脸是血、已经处于休克状态的患者，她立即与其他医务工作者一起展开救治。在救治中发现该患者正是车上偷自己钱包的人！她什么也没说，继续对患者实施救治。

思考：（1）护理人员小田为什么没有下车去追小伙子？

（2）护理人员小田为什么“什么也没说，继续对患者实施救治”？

（3）护理人员应该如何适应职业角色？

2. 某医院心外科护理人员小刘，因科室护理人员较少，时常值夜班。由于很多患者刚刚换过心脏瓣膜，病情较重，所以护理人员值夜班时须寸步不离地守在患者床旁，不敢有丝毫松懈。长期这样紧张的工作，使小刘时常出现失眠、食欲缺乏、头颈部痛、记忆力下降、思维灵活性差、情绪日益暴躁、焦虑等表现。上夜班前，常常会感到莫名的紧张。

思考：（1）试分析该护理人员为何出现上述症状？

（2）影响护理人员心理健康的因素是什么？

（3）如何维护护理人员的心理健康？

（刘　旬）

# 第二篇

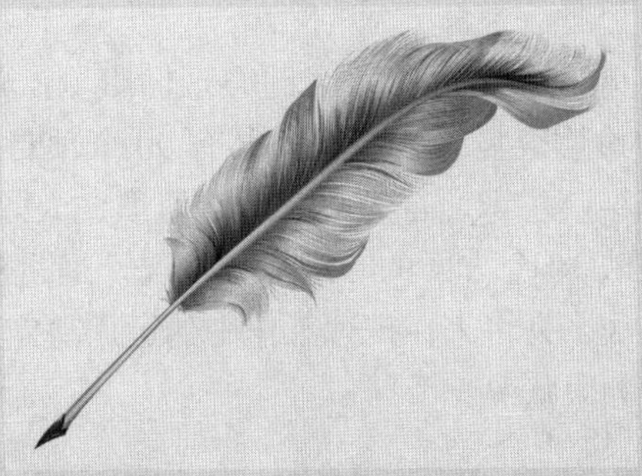

# 实验实训

# 实验实训一　SCL-90 测试

## 【目的】

SCL-90 是世界上最著名的心理健康测试量表之一，是当前使用最为广泛的精神障碍和心理疾病门诊检查量表，该量表共有 90 个项目，包含有较广泛的精神病症状学内容，从感觉、情感、思维、意识、行为直至生活习惯、人际关系、饮食睡眠等，均有涉及，并采用 10 个因子分别反映 10 个方面的心理症状情况。通过对问卷的操作，使学生掌握具体施测步骤及结果分析的方法，为将来在护理工作中的运用奠定基础。同时，通过自测，也使学生更好地了解自己的心理健康状况。

## 【实验准备】

1. 学生准备　明确目的，了解问卷内容及操作步骤。

2. 物品准备　电脑及网络版 SCL-90 测验软件或纸质版 SCL-90 问卷；SCL-90 问卷指导手册及答卷纸。

3. 环境准备　安静、温度适中，独立操作，无干扰。

## 【实验过程】

1. 介绍量表。

2. 说明操作过程及注意事项。

3. 学生回答问卷

（1）纸质版：学生根据问卷上的问题在答卷纸上逐条作答。

（2）电脑版：学生在电脑上根据各项问题依次选择相应答案。

4. 测验的计分与结果解释

（1）纸质版：学生在教师指导下根据计分方法分别计算各因子分、阳性总分和阳性条目数。根据计算结果进行解释，写出分析报告。

（2）电脑版：学生在电脑上提交问卷后查看结果解释。

5. 评价

（1）学生对量表的操作方法掌握情况。

（2）学生对结果分析方法的掌握情况。

（3）评价自己的心理健康状况并写出客观的分析报告。

## 【注意事项】

1. 提醒学生注意量表测试的时间范围。

2. 纸质版操作注意提醒学生计算结果的正确性，凡低于 1 分和高于 5 分均是错误。

3. 剖析图的准确画法。

## 90 项症状自评量表（SCL-90）

指导语：下面有 90 条测验项目，列出了有些人可能会有的问题，请仔细阅读每一条，然后根据最近一周内您的实际感觉，选择适合的答案，请不要漏掉问题。

SCL-90 的项目采取 1~5 级评分。“1”没有：自觉没有该项症状。“2”轻度：自觉有该项症状，但对被试无实际的影响或影响轻微。“3”中度：自觉有该项症状，但对被试有一定的影响。“4”偏重：自觉经常有该项症状，对被试有相当程度的影响。“5”严重：自觉该症状出现的频率和强度非常严重，对被试影响严重。

**90 项症状自评量表（SCL-90）**

| 题号 | 条目内容 | 没有 | 很轻 | 中等 | 偏重 | 严重 |
|---|---|---|---|---|---|---|
| 1 | 头痛 | | | | | |
| 2 | 神经过敏，心中不踏实 | | | | | |
| 3 | 头脑中有不必要的思想或字句盘旋 | | | | | |
| 4 | 头昏或昏倒 | | | | | |
| 5 | 对异性的兴趣减退 | | | | | |
| 6 | 对旁人责备求全 | | | | | |
| 7 | 感到别人能控制您的思想 | | | | | |
| 8 | 责怪别人制造麻烦 | | | | | |
| 9 | 忘记性大 | | | | | |
| 10 | 担心自己的衣饰整齐及仪态的端正 | | | | | |
| 11 | 容易烦恼和激动 | | | | | |
| 12 | 胸痛 | | | | | |
| 13 | 害怕空旷的场所或街道 | | | | | |
| 14 | 感到自己的精力下降，活动减慢 | | | | | |
| 15 | 想结束自己的生命 | | | | | |
| 16 | 听到旁人听不到的声音 | | | | | |
| 17 | 发抖 | | | | | |
| 18 | 感到大多数人都不可信任 | | | | | |
| 19 | 胃口不好 | | | | | |
| 20 | 容易哭泣 | | | | | |
| 21 | 同异性相处时感到害羞不自在 | | | | | |
| 22 | 感到受骗、中了圈套或有人想抓住您 | | | | | |
| 23 | 无缘无故地突然感到害怕 | | | | | |
| 24 | 自己不能控制地大发脾气 | | | | | |
| 25 | 怕单独出门 | | | | | |
| 26 | 经常责怪自己 | | | | | |
| 27 | 腰痛 | | | | | |
| 28 | 感到难以完成任务 | | | | | |
| 29 | 感到孤独 | | | | | |

续表

| 题号 | 条目内容 | 没有 | 很轻 | 中等 | 偏重 | 严重 |
|---|---|---|---|---|---|---|
| 30 | 感到苦闷 | | | | | |
| 31 | 过分担忧 | | | | | |
| 32 | 对事物不感兴趣 | | | | | |
| 33 | 感到害怕 | | | | | |
| 34 | 您的感情容易受到伤害 | | | | | |
| 35 | 旁人能知道您的私下想法 | | | | | |
| 36 | 感到别人不理解您、不同情您 | | | | | |
| 37 | 感到人们对您不友好，不喜欢您 | | | | | |
| 38 | 做事必须做得很慢以保证做得正确 | | | | | |
| 39 | 心跳得很厉害 | | | | | |
| 40 | 恶心或胃部不舒服 | | | | | |
| 41 | 感到比不上他人 | | | | | |
| 42 | 肌肉酸痛 | | | | | |
| 43 | 感到有人在监视您、谈论您 | | | | | |
| 44 | 难以入睡 | | | | | |
| 45 | 做事必须反复检查 | | | | | |
| 46 | 难以作出决定 | | | | | |
| 47 | 怕乘电车、公共汽车、地铁或火车 | | | | | |
| 48 | 呼吸有困难 | | | | | |
| 49 | 一阵阵发冷或发热 | | | | | |
| 50 | 因为感到害怕而避开某些东西、场合或活动 | | | | | |
| 51 | 脑子变空了 | | | | | |
| 52 | 身体发麻或刺痛 | | | | | |
| 53 | 喉咙有梗塞感 | | | | | |
| 54 | 感到前途没有希望 | | | | | |
| 55 | 不能集中注意力 | | | | | |
| 56 | 感到身体的某一部分软弱无力 | | | | | |
| 57 | 感到紧张或容易紧张 | | | | | |
| 58 | 感到手或脚发重 | | | | | |
| 59 | 想到死亡的事 | | | | | |
| 60 | 吃得太多 | | | | | |
| 61 | 当别人看着您或谈论您时感到不自在 | | | | | |
| 62 | 有一些不属于您自己的想法 | | | | | |
| 63 | 有想打人或伤害他人的冲动 | | | | | |
| 64 | 醒得太早 | | | | | |
| 65 | 必须反复洗手、点数目或触摸某些东西 | | | | | |
| 66 | 睡得不稳不深 | | | | | |

续表

| 题号 | 条目内容 | 没有 | 很轻 | 中等 | 偏重 | 严重 |
|---|---|---|---|---|---|---|
| 67 | 有想摔坏或破坏东西的冲动 | | | | | |
| 68 | 有一些别人没有的想法或念头 | | | | | |
| 69 | 感到对别人神经过敏 | | | | | |
| 70 | 在商店或电影院等人多的地方感到不自在 | | | | | |
| 71 | 感到任何事情都很困难 | | | | | |
| 72 | 一阵阵恐惧或惊恐 | | | | | |
| 73 | 感到在公共场合吃东西很不舒服 | | | | | |
| 74 | 经常与人争论 | | | | | |
| 75 | 单独一人时神经很紧张 | | | | | |
| 76 | 别人对您的成绩没有做出恰当的评价 | | | | | |
| 77 | 即使和别人在一起也感到孤单 | | | | | |
| 78 | 感到坐立不安心神不定 | | | | | |
| 79 | 感到自己没有什么价值 | | | | | |
| 80 | 感到熟悉的东西变成陌生或不像是真的 | | | | | |
| 81 | 大叫或摔东西 | | | | | |
| 82 | 害怕会在公共场所昏倒 | | | | | |
| 83 | 感到别人想占您的便宜 | | | | | |
| 84 | 为一些有关性的想法很苦恼 | | | | | |
| 85 | 您认为应该因为自己的过错而受到惩罚 | | | | | |
| 86 | 感到要赶快把事情做完 | | | | | |
| 87 | 感到自己的身体有严重问题 | | | | | |
| 88 | 从未感到和其他人很亲近 | | | | | |
| 89 | 感到自己有罪 | | | | | |
| 90 | 感到自己的脑子有毛病 | | | | | |

SCL-90最常见的统计指标是总分和因子分。总分是90个单项分相加之和，阳性项目数是单项分≥2的项目数，因子分是组成某一因子的各项目总分除以组成某一因子的项目数。因子分越高，反映的症状越多，障碍越明显。

量表包括的10个因子及其含义为：

（1）躯体化：主要反映主观的身体不舒适感，包括心血管、消化、呼吸系统的主述不适，以及头痛、背痛、肌肉酸痛等其他躯体症状。包括12项（1、4、12、27、40、42、48、49、52、53、56、58）。

（2）强迫症状：反映与强迫观念及行为有关的症状，包括10项（3、9、10、28、38、45、46、51、55、65）。

（3）人际关系敏感：反映人际交往障碍，比如不自在感、自卑感、社交时焦虑不安。包括9项（6、21、34、36、37、41、61、69、73）。

（4）抑郁：主要反映与临床上抑郁症状群相联系的广泛概念。心境不佳、悲观失望、忧郁、对生活无兴趣、自杀观念等。包括13项（5、14、15、20、22、26、29、30、31、32、54、71、79）。

（5）焦虑：主要反映在临床上明显与焦虑症状相联系的症状和体验。烦躁、坐立不安、紧张过敏的感受以及躯体症状等。包括 10 项（2、17、23、33、39、57、72、78、80、86）。

（6）敌对：主要从思维、情感、行为三个方面来反映患者的敌对表现。包括 6 项（11、24、63、67、74、81）。

（7）恐怖：主要反映传统的恐怖状态或广场恐怖，具体包括空旷场地、高空、人群、社交场合等。包括 7 项（13、25、47、50、70、75、82）。

（8）偏执：反映投射性思维、猜疑、妄想、被动体验等偏执性思维特征。包括 6 项（8、18、43、68、76、83）。

（9）精神病性：主要反映幻听、思维播散、被洞悉感等精神分裂症症状。包括 10 项（7、16、35、62、77、84、85、87、88、90）。

（10）附加项：反映饮食、睡眠情况。包括 7 项（19、44、59、60、64、66、89）。

（蓝琼丽）

# 实验实训二　渐进式肌肉放松训练

## 【原理】

放松训练是通过一定的程序，使训练者学会心身的深度放松，通过深度放松引起心理和生理改变，进而对抗应激所引起的心理生理改变的一种行为治疗方法。放松疗法具有良好的抗应激效果，可以阻断焦虑，调节自主神经活动状态。患者在放松状态下，常表现为全身骨骼肌肉张力下降，呼吸频率和心率减慢，血压下降，并有四肢温暖，头脑清晰，心情轻松愉快，全身舒适的感觉。渐进性肌肉放松训练是由美国生理学家雅各布森于20世纪20年代提出的。主要通过对肌肉进行反复“收缩 - 放松”的循环对照训练，使被研究者觉察到什么是紧张，从而更好地体会什么是放松感觉。该方法既影响到骨骼系统，也能使大脑处于低唤醒水平。

## 【实验准备】

1. 多媒体教学设备及放松音乐光盘（含指导语）。
2. 放松训练椅。
3. 能坐40~50人的训练室，环境安静无干扰，遮光窗帘。
4. 学生准备　解除身上的束缚；被动、舒适的姿势；心情平静；精神内守；腹式呼吸。

## 【实验过程】

1. 教师讲解实验原理和操作要点。
2. 多媒体播放放松训练演示过程或教师进行操作示范。
3. 放松顺序　左手→左臂→右手→右臂→面部→颈部→肩部→胸背部→腹部→臀部→大腿小腿→脚部。
4. 放松方法　采用对照法，每一部位放松的过程为集中注意—肌肉紧张—保持紧张—解除紧张—肌肉放松。
5. 学生根据音乐指令进行放松训练。
6. 操作结束后学生以小组为单位分享放松后的感受。
7. 总结放松失败的原因。

## 【注意事项】

1. 实验准备严格按要求进行。
2. 学生操作时动作到位，否则难以达到效果。
3. 强调精神内守。

（蓝琼丽）

# 实验实训三　各类患者的心理护理

## 【目的】

通过情景剧表演形式，运用所学的心理护理方法对各类患者开展心理护理，帮助患者解决心理问题，提高生活质量。

## 【实验准备】

1. 课前准备

（1）老师将有心理问题的各类患者病例资料下发给学生，并将本次实训要求向学生说明。

（2）学生每 10 人组成一个表演小组，各小组根据所拿到的病例资料进行 4~6 分钟的患者心理护理剧情设计，并将剧本上交给老师审核。

（3）各组学生准备好所需要的表演道具，如听诊器、体温计、注射用吊瓶等（可以用象征物品代替）。

2. 环境准备　模拟病房。如无模拟病房，也可在普通实验室进行，但需要有病床、桌椅等，环境安静，除病床、桌椅等无多余摆设。

3. 考核指标　依据本课程所涉及的各类人群的心理特点及各种心理护理方法：

（1）患者扮演者明显表现出其心理问题。

（2）护士能针对患者心理问题采取有效的心理护理方法开展心理护理，方法措施多样，职业心理素质表现良好。

（3）剧情人物设计合理，除主角（患者、护士）外，其他角色（家属、医生等）表演到位，无多余角色。

（4）各小组成员共同参与剧情设计，协作性好，考核结果小组成员得分相同。

## 【实验方法】

角色扮演法、讨论法。

## 【实验过程】

1. 确定模拟表演的顺序。

2. 每个小组抽出一名同学作为模拟表演的评委。

3. 各小组扮演者按课前设计好的剧本进行模拟表演，没有表演任务的学生作为观众认真观看各组表演。

4. 表演结束先由各小组抽出的评委对每个小组的角色扮演情况进行评议，然后进行班级讨论，最后由教师对各组角色扮演情况进行总结，重点指出问题，提出改善措施。

## 【注意事项】

1. 剧本需要原创，各小组根据病例要求和所学的知识精心设计剧情，不允许抄袭或直接从网上下载。

2. 各组应挑选出的角色扮演者应具有较出的言语和非言语表现力。

3. 情景剧表演是围绕护士在病房里对患者进行心理护理而展开，非舞台表演，不允许用旁白。

（蓝琼丽）

# 测试题参考答案及解析

## 第一章

1. C

解析：护理心理学研究护理人员和对象的心理活动特点和活动规律。

2. E

解析：随着护理模式的转变，护理工作范畴扩大到社区、家庭，所以护理心理学的研究对象包括所有的护理对象和护理人员。

3. C

解析：随着疾病谱、死亡顺位结构变化及人们生活水平和需要的提高，生物医学模式已经不适应现代医学发展的需要，医学模式转变为生物 - 心理 - 社会医学模式。

4. B

解析：生物因素对人类健康的威胁在任何时候都是一样的。

5. B

解析：现代护理工作不再仅仅是护理躯体，而是以人的健康为中心的全方位的护理。

6. E

解析：护理模式转变，其工作模式是实行责任制整体护理。

7. D

解析：现代护理模式是以人为中心的护理，护理服务的范畴由医院扩展到社区和家庭。

8. C

解析：护理心理学的研究不涉及医院管理问题。

9. D

解析：生物 - 心理 - 社会医学模式要求医学把人看成是一个多层次的、完整的连续体，在健康和疾病问题上，既要考虑生物的，也要考虑心理的、行为的以及社会的各种因素的综合作用。

10. A

11. B

解析：患者的职业、文化背景、教育水平、社会地位等相关资料是社会因素，这些因素都会影响患病过程。

12. A

解析：身与心之间是相互影响的。

13. C

解析：由于每个人的生活经历、人生观、价值观等不同，对同一事件会有不同的看法；不同的心理状态下对事物的看法也有所不同。

14. D

解析：外界环境随时发生变化，保持动态平衡，人必须适应。

15. E

解析：个案法是以某个人或者某一团体（如家庭、工作单位等）为研究对象的一种方法。

16. A

解析：观察法是通过对研究对象的科学观察与分析，研究各种环境因素影响人的心理行为的规律。

17. E

解析：精神分析疗法理论基础复杂，不易操作，心理护理临床实践比较少用。

18. A

解析：医学模式是人们对健康和疾病总体的认识和本质的概括，体现了一定时期内医学发展的指导思想，是一种哲学观在医学上的反映，包括疾病观、健康观、诊疗观等。

19. B

解析：护理学先驱南丁格尔曾说过："护理工作的对象，不是冷冰冰的石块、木头和纸片，而是有热血和生命的人类。"

20. C

解析：美国四年制护理教育里"平均每年有近百学时的心理学课程内容"，我国本科护理专业没能开设这么多学时的心理学课程内容。

21. B

解析：整体医学模式认为，健康是整体素质健康，是生命存在和生存质量的统一，即身体素质、心理素质、社会素质、道德素质、审美素质等多种素质的完美结合。

22. D

解析：与生物医学模式不同，生物 - 心理 - 社会医学模式是建立在系统论和整体观之上的医学模式，它要求医学把人看成是一个多层次的、完整的连续体，也就是在健康和疾病问题上，既要考虑生物的、也要考虑心理的、行为的以及社会的各种因素的综合作用。

23. E

解析：以患者为中心的整体护理要求医生与护士是既独立又合作的关系。

24. B

解析：患者气管切开，靠呼吸机辅助呼吸是在非自然环境下。

25. B

解析：丧偶对患者来说是一个应激事件，而"失去亲人"属于一种社会性应激源。

26. A

解析：患者不相信医院，而是认为生命和健康是由上帝或神灵主宰，疾病和灾祸是天谴神罚。因此，治疗疾病的方法是祈求神灵或巫医、巫术。

27. B

解析：患者情绪焦虑影响了生理功能，血压升高、生命体征不稳定等，说明人是生物、心理、社会多因素作用的整体。

28. C

解析：心理测验法，是心理学收集研究资料的重要方法，指以心理测验作为个体心理反应、行为特征等变量的定量评估手段，据其测验结果揭示研究对象的心理活动规律。

29. ABCD

解析：护理心理学的形成还与近代医学史上的一些重大事件有关。一是健康新概念的提出；二是马斯洛需要层次理论引入护理学；三是生物医学模式向生物 - 心理 - 社会模式转变；

四是整体护理模式出现于临床。

30. BCDE

解析：常应用于临床心理护理的心理疗法有音乐疗法、松弛训练法、认知 - 行为疗法、森田疗法等。

## 案例分析题

答：1. 患者的病情受生活事件的影响，即儿子进拘留所和被释放；受心理因素的影响，即强烈的情绪的作用。

2. 反映了生物 - 心理 - 社会医学模式。该模式把人看成是一个多层次的、完整的连续体，也就是在健康和疾病问题上，既要考虑生物的，也要考虑心理的、行为的以及社会的各种因素的综合作用。

（蓝琼丽）

# 第二章

1. C

解析：心理是对客观现实的主观能动的反映。

2. D

解析：刚刚引起差别感受的最小差别量就是差别感觉阈限。

3. A

解析：感觉的适应性指感觉器官在刺激物的持续作用下而引起的感受性发生变化的现象。

4. B

解析：人在知觉一些事物和对象时，不只是简单被动地反映知觉对象，还能根据自己已有的知识经验对知觉对象做出一定的解释或判断，使其具有一定的意义，这就是知觉的理解性。

5. D

解析：感觉的后像指刺激物对感觉器官的作用停止后，感觉现象在短暂的时间内仍不消失的现象。

6. A

解析：感觉的对比指同一感觉器官在不同刺激物的作用下，感觉在强度和性质上发生变化的现象。

7. A

解析：机械识记是依靠机械地重复进行的识记。如历史年代、英语单词、电话号码等，这些材料本身缺少内在联系，一般只能靠多次重复和经常使用来识记。

8. C

解析：短时记忆的信息经过反复深入加工，在大脑中长时间保留下来，即为长时记忆。保存时间在 1 分钟以上甚至终身保持。

9. C

解析：差别感受性就是刚能察觉出同类刺激最小差别量的感觉能力。

10. B

解析：再认指经历过的事物再度出现时能够辨认出来。

11. D

解析：注意的转移是人们根据新活动、新任务，及时有意地转换注意的对象，即把注意从一个对象转移到另一个对象上去。

12. B

解析：心境是一种微弱而持久的情绪状态。心境具有弥散性，它不是关于某一事物的特定体验，而是作为一种心理背景，每时每刻发生的心理事件都受这一情绪背景的影响，使之产生与这一心境相关的色调。

13. D

解析：情绪受情感的制约。

14. A

解析：无意想象是一种没有预定的目的，不自觉地产生的想象。它是当人们意识减弱的时候，在某种刺激的作用下，不由自主地想象某种事物的过程。

15. A

解析：有意注意是指有预定目的、需要付出一定意志努力的注意。

16. B

解析：双避冲突指两种对个体都具有威胁性的目标同时出现，使个体对这两个目标均产生逃避动机，但由于条件和环境的限制，只能选择其中的一个目标，才能避免另外一个，这种选择时的心理冲突称之为双避冲突。

17. C

解析：气质不分好坏。

18. B

解析：B 型行为性格具有生活怡然自得，安于现状，得过且过，缺乏主见，不争强好胜，不计较事业有无成就，少敌意，不易激惹，情感情绪温和，耐心不急躁等特点。

19. A

解析：感觉的适应性指感觉器官在刺激物的持续作用下而引起的感受性发生变化的现象。

20. D

解析：人们一般会选择对自己有意义或是重要的事物作为优先知觉的对象，而把其他事物当作背景。

21. D

解析：感觉的后像指刺激物对感觉器官的作用停止后，感觉现象在短暂的时间内仍不消失的现象。

22. B

解析：心理是对客观现实的主观能动的反映。

23. C

解析：想象是人脑根据已有表象进行加工改造而形成新形象的过程，它是创造性思维的基础。

24. D

解析：马斯洛需要层次理论。

25. A

解析：考察记忆的规律的识记。

26. C

解析：注意的分配是指个体的心理活动同时指向不同的对象。

27. C

解析：趋避冲突指某一事物对个体具有利与弊的双重意义时，会使人产生两种动机态度：一方面好而趋之，另一方面则恶而远之。

28. B

解析：多血质行动有很高的反应性，会对一切有吸引力的东西做出兴致勃勃的反应，具有较高的主动性。行动敏捷，灵活机智，富有朝气，喜与人交往，有高度的可塑性，适应性强。

29. C

解析：C 型行为性格的 C，是 Cancer 的首字母。

30. D

解析：时间错觉。

31. D

解析：当知觉的客观条件在一定范围内变化时，人对物体的知觉映象仍然保持稳定不变，这就是知觉的恒常性。

32. C

解析：意志的自觉性是指人的行动有明确的目的性，尤其是能充分地意识到行动的目的和意义，并能控制自己的行动。

33. B

解析：动作思维是依赖身体的具体动作进行的思维。例如，输液时发现茂菲滴管中的液体不滴时，护士就要依靠实际动作一边检查一边思考来解决问题。

34. D

解析：考察思维特征的识记。

35. B

解析：意志的果断性是指人善于适时合理地采取决断和执行决断的品质。果断性表现为当需要立即执行时，能够当机立断；在需要变通或停止时也能控制自如。与果断性相反的品质是优柔寡断和草率决定。

36. A

解析：考查有意注意的概念。

37. D

解析：考查差别感受性的概念。

38. A

解析：考查感觉的特征。

39. E

解析：考查短时记忆的时限。

40. C

解析：考查短时记忆容量单位。

41. B

解析：考查能力的影响因素。

42. B

解析：考查心境的概念。

43. C

解析：考查感觉的概念。

44. B

解析：按照刺激的来源可把感觉分为外部感觉和内部感觉。

45. D

解析：感受性与感觉阈限之间的关系是反比关系。

46. B

解析：平衡觉灵敏的人更容易受位置改变带来的影响。

47. C

解析：考查内脏感觉的种类。

48. A

解析：内脏器官的活动处于正常状态时引不起内脏感觉。

49. A

解析：在外界刺激持续作用下感受性发生变化的现象叫感觉适应。

50. A

解析：明适应是在强光作用下视觉感觉阈限迅速提高的过程。

51. B

解析：暗适应是在暗环境中视觉感受性不断提高的过程。

52. B

解析：外界刺激停止作用后暂时保留一段时间的感觉形象叫感觉后像

53. C

解析：不同刺激作用于同一感觉器官，使感受性发生变化的现象叫感觉对比。

54. C

解析：考查对感觉对比的理解。

55. C

解析：考查对感觉对比的理解。

56. D

解析：考查联觉的概念。

57. B

解析：考查知觉的概念。

58. B

解析：考查知觉的特征。

59. B

解析：考查对知觉的特征的理解。

60. C

解析：考查对知觉的特征的理解。

61. C

解析：考查对知觉的特征的理解。

62. D

解析：考查对知觉的特征的理解。

63. B

解析：考查对错觉的特征的理解。

64. A

解析：考查对记忆的理解。

65. C

解析：记忆过程的基本环节是识记、保持、回忆或再认。

66. D

解析：考查对再认的理解。

67. B

解析：考查遗忘的概念。

68. B

解析：考查记忆曲线的提出者。

69. B

解析：遗忘的进程是先快后慢。

70. D

解析：提出需要层次理论的是马斯洛。

71. C

解析：脑是产生心理的物质器官，没有脑就没有心理。

72. B

解析：由视觉产生温度的感觉。

73. A

解析：选择某物品作为知觉对象，这种把知觉对象从背景中区分出来的特性叫选择性。

74. C

解析：幼儿的思维伴随着动作进行，动作停止思维也就停止了。

75. C

解析：这句话的意思就是人的秉性难以改变，是稳定的。

76. D

解析：人的感受性不仅能在一定条件下发生暂时性的变化，而且能在个体实践活动中获得提高和发展。

77. C

解析：自身形象完整性破坏，感到自卑，希望得到他人认可与尊重。

78. D

解析：与家人分离产生焦虑，需要感受关爱，需要家人陪伴给患者带来安全感。

79. B

解析：考察动机冲突的理解。

80. C

解析：考察动机冲突的理解。

81. B

解析：考查气质类型的特点。

82. C

解析：考查性格类型的特点。

83. B

解析：患者需要获取信息判断是否可避免个体生命受到威胁。

84. D

解析：抑郁质多愁善感、敏感多疑、善于觉察他人不易觉察的细节，情绪容易发生，情感体验深刻而持久。在困难面前常优柔寡断，遭受挫折以后常常心神不安。

85. E

解析：考查马斯洛需求层次理论。

86. B

解析：考查性格类型的特点。

87. ABC

解析：气质和性格属于个性心理特征。

88. ABCE

解析：考查外部感觉的种类。

89. ABD

解析：考查注意的功能。

90. ABCE

解析：考查知觉的特性。

91. ABCD

解析：考查对记忆类型的理解。

92. ACDE

解析：考查性格的特征。

93. BCD

解析：考查动机的功能。

94. ABCDE

解析：考查情绪的特点。

95. ABCDE

解析：考查人格的特征。

96. BCD

解析：考查注意的概念。

97. AB

解析：考查注意的分类。

98. ABD

解析：考查注意的品质。

99. ABCD

解析：考查对注意的分配的理解。

100. ABCD

解析：考查意志的品质。

## 案例分析题

答：1. 患者的气质类型为多血质、性格为 A 型性格。

2. 开导患者，使其明白在为事业奋斗的同时不可忽视自身健康，多培养一些可以修身养性的业余爱好，放慢生活节奏，矫正自己急躁的特点。丰富患者住院期间的生活、多于之交流。

（李熹雯）

# 第三章

1. E

解析：在个体的一生中，其心理过程和个性特点不断变化。但是，并不是所有的变化都可以叫作心理发展。身体一时有病或疲劳而引起的心理上的偶然变化，不能称之为心理发展，只有在个体身上发生的那种有规律的心理变化，才能称之为心理发展。

2. D

解析：学校教育是由一定的教育者根据一定的教育目的，对社会环境的影响加以选择，组织一定的教育内容（包括教材、设备等）并采取一定的教育方法对学生施加有目的、有计划、有系统的影响的过程，在个体心理发展中起主导作用。

3. B

解析：心理卫生是指用以维护和增进心理健康、预防心理疾病、更好适应社会的种种措施。

4. D

解析：比尔斯的《一颗失而复得之心》问世后，书中的观点得到心理学大师詹姆斯（James）的赞赏和著名精神病学家迈耶（Meyer）的支持。比尔斯在得到各方面的赞助和鼓励后，于 1908 年 5 月成立了世界上第一个心理卫生组织“康涅狄格州心理卫生协会”。

5. C

解析：心理健康的标准包括：智力正常、情绪健康、正确的自我意识、人格完整、人际关系和谐、良好的社会适应力、心理行为符合年龄特征和角色特征。

6. E

解析：无论什么人，其正常的情绪反应都应该是适时适度的。

7. D

解析：人的生命是从胚胎发育开始的。

8. C

解析：研究证明，孕妇营养不良，食物中蛋白质、维持素、钙、磷及其他微量元素缺乏会影响胎儿脑的发育，婴儿易患克汀病、身材矮小及智力低下等。

9. D

解析：研究证明，胎儿虽然深居母腹子宫中，但对外界也有所反应，如第 6 周的胎儿已会活动，第 10 周的胎儿压觉、触觉感受器已形成，第 28 周，胎儿听到音响时心跳会加快。可通过“抚摩法”及“听觉训练法”对胎儿实施胎教，为胎儿生长发育创造良好的外部环境。

10. A

解析：三个月大的孩子见人就笑，亲疏不分，大约四个月大时开始出现有选择性的社会性微笑，他会对不同的人做出不同的反应。

11. C

解析：独立意识的培养是孩子到了三岁出现“自我中心”后开始的。

12. B

解析：一般情况下，半岁的孩子开始咿呀学语，7~8 个月时，逐渐能听懂成人的一些话，并作出相应的反应，1 岁左右孩子能说出单个的词，3 岁的孩子基本能说出完整的句子。1~3 岁是婴儿语言迅速发展的时期，随着语言理解能力的提高，语言表达能力也逐渐发展起来。

13. B

解析：幼儿期在心理发展上是个自我中心时期，3 岁幼儿就可表现出独立愿望。

14. E

解析：游戏是幼儿的主导活动，也是儿童身心健康发展的重要途径。

15. D

解析：俗话说“三岁看大，七岁看老”，从个体人格发展来看，3~7 岁是人格发展的关键时期。

16. C

解析：童年期又称为学龄期（6、7 岁 ~11、12 岁），它是儿童心理发展上的一个重大转折时期，因为这时候儿童的生活要从以游戏为主导转向以学习为主导，要通过学校教学，系统地掌握学习方法和养成良好学习习惯，学会学习。

17. D

解析：童年期儿童的生活已经从以游戏为主导转向以学习为主导。

18. C

解析：青少年期是儿童期到青年期的过渡时期，也称青春发育期（11、12~17、18 岁）。这是个体生长发育过程中的一个特殊需要阶段，既有儿童期的痕迹，又是成人期的萌芽。由于心理变化最为剧烈，人们常用“极不稳定期”或“狂风暴雨”来概括动荡复杂的青少年期的特征。

19. A

解析：青春期的孩子认为自己已经长大成人，不喜欢听父母唠叨，但又不希望父母对他们的言行有误解。

20. C

解析：孩子进入青春期，性意识开始觉醒，青春期是从 11、12 岁开始，基本上属于初中阶段。

21. C

解析：青少年的“成人感”是其自我意识形成和发展的标志，他们渴望具有与成人一样平等的地位和权利，像成人一样承担一定的社会义务和责任，他们害怕别人把他们看成是“小孩子”。因此，家长和教师对他们的评价要做到恰如其分，尊重他们的权利和地位。耐心倾听他们的意见和要求，帮助他们学会客观、全面地看待别人和自己，学会辩证地分析问题，使他们平稳地度过“心理断乳期”，顺利地进入成人社会。

22. D

解析：性意识的觉醒是青春期开始的。

23. D

解析：更年期是生命周期中从中年向老年过渡的阶段，女性在 45~55 岁，男性在 55~60 岁左右。

24. A

解析：中年人长期承受着高强度的紧张与心理压力，严重威胁到他们的身心健康。因此，中年人应该对自己的体力与能力有正确的认识和估计，特别注意量力而行地处理日常事务，工作计划应留有余地，切莫把目标定得太高，不要过分苛求自己。

25. A

解析：感知觉是个体心理发展过程中最早出现的心理功能，也是衰退最早的心理功能。

26. E

解析：老年人随着年龄的增大，脑功能趋向衰退，智力水平有所下降，主要为近事易遗忘，但远期记忆保持效果好，对往事的回忆准确而生动。

27. D

解析：生物学家的研究已经证明人的机体是“用进废退”，科学合理的运动和适当的劳动是预防疾病，健康长寿的重要因素。

28. C

解析：我国心理卫生工作可概括为“三级预防”：初级预防是设法向整个人群和社区提供心理健康知识，预防和控制精神疾病的发生；二级预防是尽早发现、尽早治疗各种精神疾病，对各种心理问题和精神障碍提供心理和医学干预；三级预防是设法减轻慢性精神病患者的残疾程度，提高其社会适应能力。

29. B

解析：依恋是婴儿寻求并企图保持与母亲或其他主要抚养者亲密的身体联系的一种倾向，

主要表现为啼哭、笑、喊叫、咿呀学语、身体接触和跟随行为，这是一种双向的情感交流过程。

30. E

解析：研究表明，半数以上的老年人有疑病倾向。由于老年人的注意力已从对外界事物的关心转向自身，过分的关注让老年人常常感觉有头晕头痛、耳鸣、胃肠道功能异常以及失眠等。

31. C

解析：现代体育竞技研究表明，在高水平比赛中心理因素起着决定性的作用，良好的心理状态是运动员竞技战术发挥的重要保证。一些优秀运动员不是身体素质达不到要求，亦不是技术方面有问题，而是由于心理准备不足，导致比赛发挥失常。

32. B

解析：自我意识是个体对自己的认识和评价。心理健康者有明确的自我意识，能正确地认识自己和评价自己，做力所能及的事，有自知之明。王某入校快一个学期了，都不知道自己学到了什么，也不知道自己所学的专业将来是做什么的，更不知道是不是适合自己，说明王某的自我意识是不明确的。

33. A

解析：青少年的情绪发展较快，但变化无常，难于自控，行为也往往带有情绪性色彩。该中学生遇事容易冲动，常因一些小事发火，说明其情绪控制力比较差。

34. C

解析：因为该中学生的心理问题是情绪控制力差，所以矫正该同学的心理问题最佳的措施是学会克制情绪。

35. ABD

解析：心理毕生发展的观点认为发展是毕生的过程，人的整个一生都在发展；发展是多维的，发展的形式具有多样性，发展的方向因行为的种类而异；发展是获得（成长）和丧失（衰退）的结合 发展是一个有序变化的过程，不是简单地朝着功能增长方向的运动，生命过程中任何时候的发展都是成长和衰退的结合。

36. ACDE

解析：过早进行算术和识字训练会限制幼儿想象力的发展，不利于智力开发。

37. ABDE

解析：老年人应坚持适度体育锻炼，如徒步行走、太极拳、舞蹈等，但需要注意的是老年人的运动要做到科学、适量，健身房里的力量训练不适合老年人。

## 案例分析题

答：1. 赵大爷是疑病心理。研究表明，半数以上的老年人有疑病倾向。由于老年人的注意力已从对外界事物的关心转向自身，过分的关注让老年人常常感觉有头晕头痛、耳鸣、胃肠道功能异常以及失眠等。猜疑心重，对周围人不信任感增强，常计较别人的言谈举止，严重者甚至认为有人害自己，有人要偷拿自己的东西等。

2. 疑病的老人多家庭环境紧张、缺少社会活动。对这样的易感人群，建议一是拓宽活动范围。多与人交流聊天，多参与晨练、棋牌和文体方面的活动，分散对自身的注意力，从而减少疑病和担心。二是获得家庭支持。家人常伴左右，能给老人以信心和关心，使他们保持愉快、轻松、安全的心情。三是对自己加强心理暗示，“医生确定我没病，我就是健康的”，这样也能起到一定的积极作用。

（蓝琼丽　张　蔚）

# 第四章

1. A

解析：加拿大生理心理学家塞里第一个系统使用应激概念说明机体受到威胁时所发生的调节反应。

2. D

解析：一般适应综合征可划分为三期：警觉期、抵抗期和衰竭期。

3. E

解析：根据应激源的内容和性质将应激源分为躯体性应激源、心理性应激源、文化性应激源、社会性应激源。

4. E

解析：社会性应激源主要包括两类，一是社会生活中的大事件；二是与个体相关的生活事件，是所有应激源中最为普遍的应激源。

5. E

解析：心理性应激源指来自头脑里的紧张信息，由于担心考得不好而焦虑，故 E 为心理性应激源。

6. E

解析：应激的情绪反应主要有焦虑、抑郁、愤怒、恐惧、敌意。

7. A

解析：焦虑是情绪反应中最常出现的情绪。

8. A

解析：投射指个体将自己不能容忍的冲动、意念、欲望等转移到外部世界或他人身上，以此来避免内心的不安。

9. B

解析：转移是指个体因限于理智或社会的制约，将对某一对象的情绪、欲望或态度，在潜意识中转移到另一个可替代的对象上，个体既发泄了相应的心理能量，又不会给自己带来威胁。

10. A

解析：合理化指个体遭遇挫折后，为自己的行为或处境寻找自我认可的理由以摆脱焦虑或痛苦。

11. C

解析：退化是个体经历创伤事件后表现出不成熟的应对方式，失去成人式解决问题的态度和方法，退行至幼稚阶段。

12. A

解析：适度的心理应激是维持个体正常功能的必要条件也是个体成长和发展的必要条件，而强烈或持久的心理应激往往给个体的健康带来消极影响。

13. D

解析：考查心身疾病的概念，狭义的心身疾病是指心理社会因素在疾病的发生、发展过程中有重要作用的躯体器质性疾病。

14. B

解析：在社会再适应评定量表中以配偶死亡赋分最大，为 100 分。

15. A

解析：A 型行为者在遇到应激事件时，较 B、C 行为类型者更容易产生紧张、愤怒、敌意，其血压更容易波动。其冠心病继发心肌梗死的可能性是非 A 型行为冠心病患者的 5 倍。

16. D

解析：C 型行为者，过分回避矛盾，缺少情绪宣泄的空间，导致负性情绪长期积压在内心。具有 C 型行为特征的人，癌症发生率比非 C 型行为者高 3 倍以上。

17. D

解析：消化性溃疡患者多表现为孤独、顺从、依赖性强、刻板、情绪不稳定、遇事过分思虑，过分关注自己，又过于自我克制。

18. D

解析：通过酗酒的方式，以暂时解除烦恼，此为物质滥用。

19. B

解析：题中患者面临躯体性应激源和心理性应激源，其消极怠工的主要原因是得不到上司赏识，迟迟没有晋升，这是工作上的挫折，属于心理性应激源。

20. B

解析：通过放松训练使情绪平复下来，这是情绪关注应对。

21. C

解析：患者儿子丢失属于生活事件，生活事件是一种社会性应激源。

22. A

解析：冠心病的发生与 A 型行为关系密切。

23. B

解析：B 是 B 型行为类型的特点。

24. E

解析：冠心病的心理护理措施有：调节生活方式，矫正 A 型行为，缓解患者情绪。在病情许可的情况下，积极参加社会工作有利于提升患者对生活的意义感，改善患者情绪状态。

25. C

解析：情绪低落，悲观，生活无意义感，有生不如死的感觉这是抑郁的表现。

26. B

解析：癌症患者的心理护理主要从提供心理支持、改变不良的疾病认知、协助建立良好人际关系、提高患者的应对技巧等方面着手，B 选项不利于协助患者建立广泛的社会支持。

27. ACDE

解析：应激过程中的中介因素主要包括：认知评价、应对方式、社会支持、个性特征四个方面。

28. ABCDE

解析：应激过程中消极的行为反应主要有逃避与回避、退化与依赖、敌对与攻击、无助与自怜、物质滥用五类。

29. ABD

解析：应激的心理反应包括情绪反应和认知反应两方面，情绪反应有焦虑、抑郁、愤怒、恐惧、敌意，认知反应以认知能力下降为主，表现为注意力涣散、难以集中，记忆力减退，刻板思维、决策判断能力下降，甚至出现错觉等。选项 CE 为应激的行为反应。

30. ACD

解析：ACD 均属于心身疾病范畴。

31. ABCD

解析：心身疾病的致病因素主要有负性情绪、特定人格如 A、C 型人格，不健康行为，社会环境带来的应激等。

## 案例分析题

答：1. 王先生病情恶化的主要原因是工作压力加大。新工作对王先生而言构成应激源，造成他情绪上的紧张，加重原有疾病。

2. 改善王先生目前的状况主要从以下方面着手，一是做好健康教育，患者平时各方面都坚持得很好，要鼓励他继续坚持，同时让患者了解此次发病的原因是由于工作压力。二是适当降低患者对工作成就的预期。三是要做好情绪疏导，通过与患者交谈，让患者倾诉其困苦，宣泄紧张情绪，四是鼓励和帮助患者寻求更广泛的社会支持，特别是来自单位上的支持，比如加派人手或更换人员，让王先生可以远离应激源。

（叶高亮）

# 第五章

1. A

解析：心理评估是应用观察法、访谈法和心理学测验等多种心理学方法获得信息，对个体某一心理现象做全面、系统和深入的客观描述。

2. D

解析：心理评估常用的方法有观察法、作品分析法、调查法、会谈法，刺激实验法不属于常用方法。

3. C

解析：护理工作的经济效益与心理评估没有必然联系。

4. C

解析：由于心理测验的结果受多种因素影响，并非能准确无误地反映个体心理特征。

5. C

解析：从不同层次和不同水平对患者心理问题进行分析，才能从整体上把握患者的心理状况。

6. E

解析：实施心理评估对时间和环境有严格要求，运用心理测试进行评估，需要一个安静、安全的环境，并且严格遵守心理测试的时间与其他要求，只有这样才能达到心理测试的科学性与真实性，故选 E。

7. A

解析：使用临床访谈提问时语音轻柔，启发诱导被访谈者的话题，要使用被访者易于理解的简洁语言，避免使用双关语、专业术语和模棱两可的语言，避免使用引导提问，故选 A。

8. D

解析：对于与自己年龄和文化背景相差悬殊的人，观察者在分析结果时应尽量从被观察者角度而不是自己的角度去理解他们的行为，故选 D。

9. A

解析：常用的智力量表有斯坦福 - 比奈量表、比奈 - 西蒙量表、韦克斯勒智力量表，故选择 A。

10. C

解析：开放性不能用“是”“不是”，“对”“不对”这样方式进行回答，提问能够更好地促进来访者进行自我探索，故选 C。

11. D

解析：标准化测验的特征是常模、效度、信度、标准化，故选 D。

12. A

解析：效度，即测验的有效性，是测验可以测查到所要测查的对象的性质和程度，故选 A。

13. D

解析：信度是指同一受试者在不同时间用同一测验方法（或用另一套相等的测验方法）重复测验，所得结果的一致性程度，它反映了工具的可靠性和稳定性，故选 D。

14. E

解析：离差智商克服了比率智商计算受年龄限制的特点，已成为通用的智商计算方法。

15. D

解析：比率智商不能应用于实龄为 16 岁以上的成人，这是因为人们的实际年龄与年俱增，而智力年龄并不与年俱增。

16. B

解析：比率智商计算方法是 IQ=（MA/CA）× 100。公式中 MA 为智龄，指智力所达到的年龄水平，即在智力测验中取得的成绩；CA 为实龄，指测验时的实际年龄；设定 MA 与 CA 相等时 IQ 为 100。

17. D

解析：按照韦氏智力等级分布，智商为 80 分以下，表明智力有可能存在缺陷；智商在 90~109 属于正常；智商在 130 以上是极优秀。故智商为 110~119 属于高于平常智力，选 D。

18. A

解析：MMPI 适用于 16 岁以上至少有 6 年以上教育年限者，故选 A。

19. A

解析：韦氏成人智力量表适用于 16~74 岁，故选 A。

20. C

解析：卡特尔人格因素测验将人格根源特质分为 16 种，简称 16PF，故选 C。

21. A

解析：焦虑评定量表简称 SAS，故选 A。

22. C

解析：具有 A 型行为特征的人患冠心病的风险和概率较不是 A 型行为的高，故选 C。

23. C

解析：N 量表测试情绪稳定性。分数越高表示焦虑、忧心忡忡、常闷闷不乐，有较强烈的情绪反应，甚至出现不够理智的行为。

24. B

解析：SDS 是 self-rating depression scale 的简称，depression 是抑郁的意思，故选 B。

25. B

解析：生活事件量表（Life Event Scale）简称 LES 能够反映个体工作压力和经济困难状况，故选 B。

26. B

解析：常用的症状评定量表有 90 项症状评定量表（SCL-90）、焦虑评定量表（SAS）、抑郁评定量表（SDS）、生活事件量表（LES）、A 型行为量表，故选 B，MMPI 是明尼苏达多项人格量表。

27. D

解析：SCL-90包含的10个因子分别是躯体化、强迫症状、人际关系敏感、抑郁、焦虑、敌对、恐怖、偏执、精神病性、其他，故选D。

28. C

解析：卡特尔十六种人格因素测验（16PF）适用于16岁以上的成人，该测验对了解个体的人格倾向、选拔人才和职业咨询有一定的参考价值，故选C。

29. C

解析：EPQ为自陈量表，实施方便，人格维度概念清楚，容易解释，在医疗、教育、科研和人事等诸多方面均有广泛的用途，是我国临床应用最为广泛的人格测验，故选C。

30. D

解析：SAS测试结果标准分在70分以上为重度焦虑。

31. C

解析：SDS测试结果标准分在60~69分为中度抑郁。

32. A

解析：患者常在紧张情况下出现头部有重压感、头颈部肌肉酸胀，有时伴有手足发麻和心悸，不适感可持续数天，故考虑用焦虑量表辅助诊断，选A。

33. D

解析：患者自己感觉疼痛逐渐增加，情绪更加低落，多次哭泣，故考虑选用抑郁量表辅助诊断，选D。

34. ABCD

解析：TAT属于人格测验，故选ABCD。

35. ABCDE

解析：心理评估是一项严谨严肃的工作，这几个方面都必须注意。

36. ABE

解析：心理评估对评估者心理素质要求较高，需具备健康的人格才能做好心理评估；心理评估需要被评估者合作性好，不需要其掌握心理评估理论和技术。

## 案例分析题

答：1. 求助者在心理方面的主要症状：焦虑、自卑、烦躁。

2. 常用的评定表有90项症状评定量表（SCL-90）、焦虑评定量表（SAS）、抑郁评定量表（SDS）、生活事件量表（LES）、A型行为量表，针对求助者心理方面存在的主要症状，选择焦虑评定量表（SAS）进行进一步辅助诊断。

（杨　萍）

# 第六章

1. C

解析：心理护理中护理人员应该学会灵活应变，但是应变性并不是心理护理的原则之一。

2. B

解析：心理护理是以良好的人际关系为基础的，因此它是开展心理护理首先要开展的。

3. D

解析：临床心理护理的基本程序包括护理评估、护理诊断、护理计划、护理措施实施、护理效果评价五个步骤。开展康复训练并不在其中。

4. E

解析：心理护理的最终目的是促进患者的发展，促进患者的最适宜身心状态，而不是影响或者改变患者的认知、情绪等。

5. B

解析：癌症患者的心理护理既要把握这类患者心理的一般规律（共性化心理护理）又要根据不同人群、不同文化背景、不同社会境况及不同个性素质，因人而异提供不同层次的个性化护理，因此这个题目的题干是不确切的。

6. E

解析：社会地位不属于心理护理的目标，与心理护理无直接关系。

7. D

解析：狭义的心理护理指在护理实践中，护理人员以心理学知识和理论为指导，以良好的人际关系为基础，按一定的程序，运用各种心理学方法和技术消除或者缓解患者不良心理状态和行为，从而促进疾病转归和康复的方法和手段。

8. A

解析：躯体的状况会影响心理状态，而心理状态又会影响躯体的健康水平。进行生理护理的同时，进行心理护理是必不可少的。

9. B

解析：和谐、友好、相互信赖的护患关系是心理护理工作有效顺利进行的重要保证。

10. C

解析：通过宣教，用正确的知识启发教育患者，可以让患者矫正对疾病的不全面的或错误的认知，使患者对待疾病的态度由被动变为主动。

11. C

解析：心理护理评估是根据心理学的理论和方法对患者的心理状态进行全面、系统和深入的客观描述，而要做好这个描述必须先收集患者的资料。

12. A

解析：护理人员在完成整个心理护理程序后，应从心理调查直至效果评价，一步步地进行自我检验，写出自我评价，找出原计划及计划实施中尚存在的不足，及时修正计划，更换实施方法。

13. E

解析：心理护理要通过各种方法手段而促进患者的疾病转归和康复，康复后的患者再回归社会，所以心理护理的最终目标就是要提高患者的适应能力。

14. C

解析：心理治疗和行为矫正需要系统学习心理治疗的理论原理，熟练掌握心理治疗技术，临床护理人员不具备心理治疗的资质。

15. D

解析：护士的心理行为只是影响心理护理的操作，而不在对患者的心理护理范围内。

16. A

解析：经心理护理评估，此例患者有面临即将出现的威胁或危险时感受到不愉快的精神体验，并已产生食欲缺乏、夜间失眠、出冷汗、呼吸增快等表现，适合做出“焦虑”的心理护理诊断。

17. D

解析：经心理护理评估，此例患者属于危重患者，有心慌等躯体反应，适合做出“恐惧”

的心理护理诊断。

18. A

解析：服药量和时间对人体的危害性，在洗胃过程中会出现的不适现象，必须取得患者的配合和家属的帮助，最终在短时间内快速有效地进行洗胃，因此减轻患者的焦虑和压力是心理护理要点之一。

19. C

解析：患者虽然呼吸急促，但神志清楚并能大声喊叫，说明没有窒息感。

20. ABDE

解析：心理护理在具体实施时，虽然既可以与其他护理操作同步进行，也可以作为一种专门方法而独立展开，但它却绝不可能完全脱离其他护理方法而孤立地存在。

21. ABCD

解析：E 选项属于躯体护理范畴，故排除。

## 案例分析题

答：1. 焦虑不安是老年住院患者最常见的心理问题，每个患者都不同程度地存在，但首次住院的患者入院第一周最为明显。他们对自己所患何病，严重程度，何时才能治好等还不清楚，因此焦虑不安，表现为烦躁，食欲下降，睡眠不佳等。

2. 护理措施：

（1）给予疏导，告知手术方法，麻醉方式及术后相关注意事项，以及手术成功率较大，从而缓解其紧张焦虑情绪。

（2）创造安静的病房环境，同时给予相应的心理安慰，促进睡眠，利于手术。

（3）解释 - 支持 - 放松训练。针对患者提出的问题予以认真的解释，使患者了解自己的病情（特殊情况除外，如癌症患者等），指出焦虑不安产生的原因及不利影响，搜集整理并进行放松训练（自我按摩，简易保健操等）。患者均能接纳护士的意见，在较短的时间里消除或减轻这种心理，睡眠及饮食状况会有明显改善。

（武绛玲）

# 第七章

1. C

解析：“梦的解析”为精神分析疗法的手段，属于心理治疗的方法。其他均为心理咨询的主要手段。

2. C

解析：心理咨询与心理治疗从性质上来说都是希望通过与求助者的互动，达到使求助者改变和成长的目的，其基本过程也大体相同，但工作任务、工作对象、工作方式却各不相同。

3. C

解析：心理咨询与心理治疗解决的心理障碍性质是不一样的。心理咨询主要解决正常人在适应和发展方面的障碍。心理治疗主要解决神经症、人格障碍、行为障碍、心身疾病、性心理变态、处在恢复期的某些精神病患者等的心理障碍。

4. B

解析：放松疗法属于行为疗法中的一种。

5. D

解析：行为主义理论的创始人是华生。

6. C

解析：精神分析理论的创始人是弗洛伊德。

7. C

解析：生物反馈疗法属于行为疗法的一种。

8. D

解析：在报纸、电台、电视或其他传播媒体上介绍心理咨询的一般知识，或者针对典型问题进行分析、解答的咨询方式属于专栏咨询。

9. E

解析：医学心理咨询是针对临床患者因疾病而产生的各类心理问题进行的咨询。

10. D

解析：良好的医患关系是开展心理咨询和心理治疗的重要基础。

11. B

解析：人本主义理论认为个体天生就有一种实现趋向。在个体的自我开始形成以后，这一实现趋向主要表现为要求自我实现。

12. D

解析：心理治疗没有统一的标准，可以根据新的情况变更治疗程序和方法。

13. D

解析：冲击疗法又称“满灌疗法”，是让患者迅速暴露在使患者感到十分恐惧的刺激情境中，并持续一段时间，最终消除恐惧的一种行为疗法。

14. C

解析：认知疗法认为人的情感、行为及其反应均和认知有关，认知是心理行为的决定因素，人的不良情绪和行为与不良的认知或错误的思维方式有关。故而认知疗法的治疗关键在于找出并纠正患者存在的不合理信念和错误思维方法。

15. E

解析：心理咨询帮助的对象主要是在适应和发展方面发生困难的正常人。

16. D

解析：心理咨询不是政治思想教育的手段。

17. C

解析：在咨询关系之外不能产生其他情感关系，双方不应以其他关系进行接触和交往，否则会影响咨询师客观公正的判断，对咨询工作产生影响。咨询关系严格控制在咨询期间，咨询结束，关系终止。这是心理咨询的感情限定原则。

18. A

解析：重症精神障碍的急性期需要使用医疗手段先控制症状，待病情缓解趋于恢复时才可配合心理治疗。

19. B

解析：只有门诊咨询是面对面咨询，可以使咨询过程深入进去。

20. B

解析：精神分析理论认为心理障碍的原因在于潜意识矛盾冲突。

21. A

解析：人本疗法强调调动来访者的主观能动性，发掘其潜能，不主张给予疾病诊断，治疗则更多的是采取倾听、接纳与理解，即以来访者为中心或围绕来访者的心理治疗。所以治疗师应该与来访者建立相互平等、相互尊重的关系，使来访者处于主动的地位，学会独立决策。因此，选项“A”不对，其他都正确。

22. C

解析：共情就是要治疗师站在来访者的角度感同身受，并将这种感受反馈给来访者，使来访者感觉被理解、被接纳，从而愿意深入探讨自己的问题。

23. B

解析：以人为中心疗法的主要治疗技术就是真诚、共情和无条件积极关注。

24. D

解析：行为主义学派认为正常和异常行为都是通过学习获得的。

25. D

解析：认知理论认为认知是情感和行为的中介，情感问题和行为问题与歪曲的认知有关。认知产生了情绪与行为，异常的认知产生了异常的情绪与行为。

26. E

解析：罗杰斯的人性观就认为如果一个人的自我实现受阻，人性就被扭曲，就将出现心理问题。因此，心理障碍的产生是由于个人成长受到阻碍，治疗的目标就是排除各种阻碍，“将一个具有充分潜能的人早已存在的能力释放出来”。

27. C

解析：厌恶疗法是一种将需消除的症状和某种厌恶性或惩罚体验结合起来，建立厌恶条件反射，从而消除症状的方法。故选“C”。

28. C

解析：心理咨询适用于解决正常人在适应和发展方面的障碍。而“C”选项中患者有被害妄想，属于精神疾病范畴，不适宜通过心理咨询处理。

29. B

解析：一般而言，恐怖症比较适用于行为疗法。

30. A

解析：森田疗法的治疗原理可以概括为：顺应自然，为所当为。

31. E

解析：“阻抗分析”属于精神分析疗法的手段，其他均是人本主义疗法的治疗技术。

32. C

解析：冲击疗法一开始就将患者置于最严重的刺激情境中，一般不进行放松训练或实施对抗的措施，因此常使某些患者难以接受，甚至可能出现强烈反应导致意外事件发生，题目中患者有冠心病史，不能承受强烈刺激，所以应忌用冲击疗法。

33. D

解析：通过强化的手段，矫正行为，使之逐步接近某种适应性行为模式，这属于行为塑造法。

34. A

解析：过分概括化是一种以偏概全的不合理思维方式，一方面对自身评价时，一旦成功便认为自己“世界第一”“人中龙凤”，一旦失败便认为自己“一无是处”“一文不值”；另一方面对他人进行评价时，别人稍有差错就全盘否定，一味责备他人。

35. E

解析：弗洛伊德将人格结构分为本我、自我、超我。本我遵循快乐原则行事，自我遵循现实原则行事，超我遵循道德原则行事。

36. E

解析："心理医生在详细了解病史和周密的检查后，很肯定地回答了患者的疑惑……"这是心理支持疗法中的"保证"。

37. B

解析：求助者必须出于完全自愿，这是确立咨询关系的先决条件。只有自己感到心理不适，为此烦恼并愿意找咨询师诉说烦恼以寻求心理援助，才能够获得问题的解决。案例中患者是被父母强行要求去看心理医生的，所以不愿意配合，因此违背了自愿原则。

38. B

解析：生理盐水并没有治疗胸闷、呼吸困难的功效，而是医生暗示生理盐水能缓解症状后患者也深信不疑起的作用，属于暗示治疗。

39. A

解析：绝对化是指个体从自己的意愿出发，认为某事必定发生或者必定不发生，一旦事情朝着自己意愿相反的方向发展，则极易陷入到情绪扰乱中。

40. D

解析：人本疗法是以人本主义理论为指导的，是非指令性的治疗方法。

41. C

解析：心理咨询和心理治疗的目的主要是帮助来访者自我成长，在咨询和治疗过程中治疗者不能为来访者做任何选择，这是遵循心理咨询和治疗的中立原则。

42. D

解析：无条件积极关注是以人为中心疗法的主要技术之一。

43. E

解析："看到别的孩子打扫卫生得到老师的表扬，也主动打扫卫生"这属于社会学习，"受到老师的表扬后，他经常主动打扫卫生"属于操作性条件反射中的正性强化。

44. C

解析：厌恶疗法适用于酒瘾、烟瘾、性变态行为的治疗。"恋物癖"属于性变态行为。

45. A

解析：系统脱敏疗法就是通过制定焦虑等级，分级暴露，来治疗恐怖症患者的。

46. D

解析：心理治疗的开始阶段主要是建立良好的医患关系，收集资料，初步了解患者基本信息，签订治疗合同。

47. B

解析：患者见鼠就惊叫、害怕、心跳剧烈，并逐步发展到有人谈到鼠也出现焦虑、紧张、出汗症状。显然这属于"恐怖症"的表现。

48. D

解析："恐怖症"一般首选系统脱敏疗法。

49. B

解析：精神分析疗法强调无意识中幼年时期的心理冲突在一定条件下，如精神刺激、环境变化等，可转化为各种神经症，如癔症、焦虑症及心身疾病等。因此，精神分析通过"自由联想"等内省方法，帮助患者将压抑在无意识中的各种心理冲突，主要是幼年时期的精神创伤和焦虑情绪体验挖掘出来，使其进入到意识中，转变为个体可以认知的内容进行再认识，使患者重新认识自己，发展更有建设性的适应方式，并改变原有的行为模式，达到治疗的目的。

50. B

解析：精神分析疗法的疗程一般比较长，且通常都是个别治疗。

51. D

解析：心理治疗初次见面，治疗师应该运用共情，体验来访者的内心世界，以便建立良好的医患关系，为下一步探讨具体问题打下基础。

52. E

解析：患者的人格特征、个体应对技巧、社会支持系统情况、躯体疾病情况，都是心理治疗过程中需要了解的信息。

53. C

解析：认知行为疗法是一组通过改变思维或信念和行为的方法来改变不良认知，达到消除不良情绪和行为的心理治疗方法。因此，如果准备对患者采用认知行为治疗，则应该进一步探索其对问题的归因方式、认知形式等。

54. B

解析：根据“患者一个人在病区走廊来回走动”“担心明日手术结果睡不着”等描述，可推断患者主要心理问题是焦虑。

55. D

解析：针对患者的心理问题，护士应首先应用共情和同理心的心理支持技术，换位思考，肯定并理解患者的感受，因此选“D”。

56. D

解析：护士运用了“共情和同理心”的心理支持技术。

57. B

解析：案例中父母总觉得孩子做什么都做不好，于是一同带着被诊断有“学校行为问题”的儿子来进行心理治疗。显然该家庭中各成员间的互动与关系是存在问题的，而家庭疗法则强调从家庭系统角度去解释个人的行为与问题，个人的改变有赖于家庭整体的改变。故该案例适合选用家庭疗法。

58. A

解析：初次见面，治疗师应主动问候，并向来访者自我介绍，表现出欢迎和尊重。

59. A

解析：每次心理治疗的时间都不应该过长，一般保持在 1 小时左右为宜。

60. ACDE

解析：发展性心理咨询主要适用于解决正常人在适应和发展方面的障碍，因此只有“B”符合，其他均不属于发展性心理咨询的范畴。

61. ABDE

解析：人本主义疗法强调调动来访者的主观能动性，发掘其潜能，不主张给予疾病诊断，治疗则更多的是采取倾听、接纳与理解，即以来访者为中心或围绕来访者的心理治疗，因此“C”不对，其他都对。

62. ABCDE

解析：心理治疗的要素有：①治疗者必须具备心理学知识和技能；②良好的医患关系是治疗的基础；③治疗要按照程序进行；④治疗中需要使用心理学的理论和方法；⑤治疗对象为具有一定的精神、行为、躯体问题的人；⑥治疗目的是消除或缓解身心症状，恢复心理健康。因此，ABCDE 全对。

63. ABD

解析：系统脱敏疗法的过程一般包含三个步骤：（1）教会患者掌握肌肉放松方法；（2）制定焦虑等级表；（3）实施系统脱敏治疗。

64. ABCDE

解析：按咨询采用的方式可将心理咨询分为门诊咨询、电话咨询、互联网咨询、专栏咨询、现场咨询、信函咨询。

**案例分析题：**

答：1.（1）患者主要是考试恐怖症；（2）可以采用系统脱敏疗法进行干预，治疗过程可分为三个步骤：①教会患者掌握肌肉放松方法：放松可以产生与焦虑反应相反的心理、生理效果。在实施脱敏之前就要教会患者学会放松。②制定等级表：通过详细、具体了解患者情况，将会引起患者焦虑或恐惧的刺激按照患者对其的感知程度，由轻到重进行层次划分，制成焦虑或者恐惧等级表。具体如下：

第一级：教师宣布下星期考试。

第二级：考试前一天晚上复习功课。

第三级：考试当天吃早餐。

第四级：走在去考场的路上。

第五级：在考场门外。

第六级：进入考场。

第七级：坐在座位上。

第八级：试卷发到手中，考试开始。

③实施系统脱敏治疗：患者已经学会放松技术，焦虑（恐怖）等级表建立完成，开始进行实际治疗。治疗过程可运用现实情境脱敏，也可用图片、幻灯片、影视资料向患者呈现刺激进行脱敏，还可以进行想象脱敏。

2.（1）作为咨询人员在咨询过程中，主要运用支持疗法的技术，采用倾听、鼓励、说明等方式，来帮助陈某宣泄不良情绪，指导其分析认识当前所面临的问题，使其发挥自己最大的潜能和自身的优势，更好地适应环境。

（2）倾听是咨询师获取和理解来访者所表达信息的过程，它既可以表达对来访者的尊重，同时也能使对方在比较宽松和信任的氛围下诉说自己的烦恼，有助于来访者不良情绪的宣泄。

（3）倾听时应注意：一是观察和觉察来访者的非言语行为；二是倾听和理解来访者的语言信息；三是注意倾听来访者歪曲现实的局部经验；四是联系其所生活的社会环境，对整个人进行倾听。

（张玉洁）

# 第八章

1. A

解析：护理人员实施心理干预的主要方式不包括心理治疗。

2. B

解析：患者最常见、最重要的心理变化是情绪变化，包括焦虑、恐惧。

3. C

解析：一些癌症患者在癌症发现之前主要可能经历过的情感创伤为重要情感丧失。

4. B

解析：角色行为减退，是指患者进入患者角色后，疾病还未痊愈，由于某种原因导致患者过早的退出患者角色，回到社会常态角色。

5. A

解析：角色行为缺如多在疾病早期出现。

6. A

解析：患者的权利包括因病免除一定社会责任与义务的权利、享受平等医疗待遇的权利、隐私保密的权利、知情和同意的权利、自由选择权利、监督自己的医疗及护理权益实现的权利。

7. B

解析：患者以自我为中心、过分关注自己的机体功能，显得幼稚，稍有疼痛就喊叫，这是行为退化的表现。

8. C

解析：患者由于器官被切除，自我完整性被破坏，产生阉割性焦虑。

9. D

解析：自杀行为的风险包括经常直接或间接谈论死亡、向好友馈赠自己的珍贵物品、谈论死后的生活、酒精、烟草依赖。

10. D

解析：患者出现攻击行为前情绪会非常激动，若得不到合理发泄，爆发出来会更加强烈。

11. D

解析：角色行为冲突是指患者在角色转换时，不能够或不愿意放弃原有的社会角色行为，因而与疾病前的各种角色行为表现不符合社会期望发生的心理冲突，从而引起行为的不协调，患者常表现为焦虑不安、愤怒、烦恼、茫然和悲伤。

12. D

解析：患者进入患者角色后，原有的社会角色随之丧失或减弱，成为弱者，经常处于被帮助和受支配的地位，同时患者原有的能够满足尊重需要的途径会暂时缺失，故特别希望在医务工作者中被重视，而用床号称呼患者就是对患者不尊重的表现。

13. C

解析：该患者目前存在的主要心理问题是经常猜疑别人，家人都无法和其进行交流和相处，故选择社交障碍。

14. B

解析：患者受到病痛的折磨而产生悲观、失望等不良情绪，由此出现了异常行为。比如对医护人员和家属的攻击性言行、病态固执、厌世、自伤行为、自杀行为等。

15. C

解析：患者因病导致生活节奏被打乱，需要获得新的平衡才能进行正常的工作和生活。

16. A

解析：患者认为自己虽患疾病仍可下床活动，此表现为患者角色缺如。

17. D

解析：常见的患者角色适应不良不包括患者角色消失。

18. B

解析：医生建议出院回家，可继续工作，而患者自感头晕无力，整日卧床不起，不愿出院，觉得无法应对工作，符合患者角色强化表现。患者在进入患者角色以后，表现为对自身所患疾病的过分关心，过度依赖医院环境，在治疗好转或痊愈后，不愿从患者角色转为常态角色。

19. D

解析：在病感的陈述中疏忽症状，急于摆脱患者角色重返社会，为患者角色缺如。

## 案例分析题

答：1. 患者存在患者角色适应困难。

2. 依次经历了：

（1）角色行为缺如，表现为：一周后，虽然左侧仍然不能动弹，但他多次催促医生送她出院回家，并含糊不清地表示："这不是病，不严重，不需住院。"

（2）角色行为冲突，表现为：患者情绪却不如前面乐观，一有人来探视，尤其是面对单位领导和同事就会情不自禁地流泪。

（3）角色行为异常，表现为：不愿意听从康复师的训练要求，百般刁难医生护理人员，不断要求更换医护人员，科室内几乎每一个医生护理人员都被派去照顾过，他也几乎全被他"赶走过"。

（雷　雨）

# 第九章

1. A

解析：分离性焦虑是婴幼儿患病住院后最突出的心理反应。

2. A

解析：是儿童行为倒退出现过去发展阶段的行为。

3. D

解析：6个月婴儿处于建立"母子联结"关键期，分离焦虑的反应较年龄大的儿童强烈。

4. B

解析：工作人员白色的工作服可能会加重患儿的恐惧。

5. C

解析：青年人朝气蓬勃，当得知自己患病时首先出现的心理反应常是震惊、否认。

6. D

解析：中年人家庭、工作负担重，加上生理上开始向老年期过渡，导致患病后的心理反应更为复杂。

7. C

解析：有些患者患病后，非常关注别人的一举一动，别人小声说话，则认为是自己病情加重，这种心理状态多是由于患者对自身病情敏感多疑所致。

8. E

解析：告知实情有时会加重患者心理负担，不利于康复。

9. B

解析：老年患者心理特点主要是：失落和孤独、敏感多疑、幼稚退缩、自卑和无价值感。

10. A

解析：老年患者最强烈的需要是尊重的需要。

11. E

解析：患慢性病的患者易出现沮丧的原因是多方面的，包括久病的折磨、家庭经济负担、家人的厌烦、他人的歧视等。

12. A

解析：中年人成熟理性，工作及家庭责任繁重，相比较而言思念亲人不是导致患者不安心住院的常见原因。

13. A

解析：术前焦虑是最常见的心理反应。

14. C

解析：急危重症患者常见的心理特点有焦虑和恐惧、否认、愤怒和冲动、认知狭窄、意志减弱、孤独抑郁。选 C，其余描述均不符合急危重症患者心理特点。

15. E

解析：急危重症患者家属焦虑、烦躁等心理会加剧患者本人的负担，医护人员应予以理解并做好解释工作。

16. A

解析：急危重症患者起病急，生命危险，常常有恐惧焦虑的心理反应，最紧急的任务是抢救生命，稳定其情绪。

17. C

解析：急危重症患者的心理处于高度应激状态，若不妥善处理，会加重病情。

18. A

解析：否认心理达到高峰是在入院后 3~4 天。

19. D

解析：癌症患者不思饮食，拒绝治疗是愤怒沮丧期的反应。

20. E

解析：张冠李戴，这是传染病患者的心理反应。

21. B

解析：癌症患者求生欲降低，最适宜的是激发其求生欲望。

22. C

解析：传染病具有传染性，且实行隔离制度，使患者产生自卑敏感心理。

23. B

解析：传染病具有传染性，且实行隔离制度，使患者产生自卑敏感心理。

24. E

解析：传染病患者封闭自我，躲避人群是社会角色退化的表现，最适宜的是帮助恢复其社会适应力。

25. C

解析：类似伤势较少士兵诉说疼痛，是由于对士兵来说，与战场上死亡相比，受伤算是幸运的。而对生活平静的平民来说，受伤是重大事故。

26. B

解析：由于心理因素的影响，吗啡的作用不是 100% 的。

27. C

解析：安慰剂的使用是利用暗示的作用。

28. B

解析：家属的焦虑情绪会影响患者心理，加剧疼痛。

29. E

解析：临终患者的一般心理变化规律是：否认期→愤怒期→妥协期→抑郁期→接受期。

30. C

解析：临终关怀的核心理念是对临床上不能治愈的患者，减少其痛苦，提高生命质量，而不是延长生命、治愈疾病、降低死亡率等。D 项提供社会支持只是提高患者生命质量的一项措施，不是临终关怀的理念。

31. D

解析：临终患者抑郁期不愿多说话，但是希望得到家人朋友的关心。

32. D

解析：临终患者的否认具有一定心理保护作用，护士不应纠正，A 项错；妥协期可适当引导患者讨论“生命”的话题，正确面对疾病，提高生命质量，B 项错；对愤怒期患者，护士应允许其充分宣泄不良情绪，C 项错；接受期患者护士应避免过多打扰，E 项错。

33. B

解析：临终患者的一般心理变化规律是：否认期→愤怒期→妥协期→抑郁期→接受期。最早出现的是否认期。

34. B

解析：临终患者的否认心理是一种心理防御机制，可以缓解病情恶化带来的沉重的心理压力，具有一定的保护作用，应不予反驳，态度坦诚。

35. E

解析：对愤怒期的临终患者，护士应对患者的愤怒表示同情和理解，让患者充分发泄不良情绪，要多陪伴患者，保护患者的自尊，尽量满足患者的心理需求。E 选项正确。

36. A

解析：妥协期的临终患者，正在用合作、友好的态度试图推迟死亡期限，尽量避免死亡的命运。依靠患者友好、配合的态度，护士可以选择恰当的时机与患者进行生命观念、生命意义等问题的讨论，了解患者对于生与死的态度和当前的想法，引导患者注重生命的质量，努力为患者减轻疼痛、缓解症状。A 选项正确。

37. D

解析：抑郁期的临终患者，抑郁和悲伤是正常的，护士应允许患者哭泣，自由地表达其悲哀情绪。D 选项正确。

38. C

解析：处于接受期的临终患者，能够理性地思考即将到来的死亡，对自己的身后之事也能够理性地一一安排。此时，护士给予安静、明亮、单独的环境，不要勉强与患者交谈，不过多打扰患者，加强生活护理，保证患者临终前的生活质量。C 选项正确。

39. D

解析：有些患者住院后会出现行为的退行，这种情况属于心理行为问题中的过分依赖。

40. E

解析：慢性病患者由于病程较长、症状固定或反复发作，不易出现期待心理。

41. E

解析：该患者休息不好主要是医院的物理环境嘈杂导致的，护理措施应首要解决环境问题，做好其他患者的宣教工作，保持病室的安静，共同创造良好的休养环境。

42. D

解析：学龄前儿童不能深刻理解疾病治疗的知识。

43. A

解析：患儿住院后遇见穿白大褂的医护人员就大哭，这是由于孩子的害怕恐惧心理。

44. B

解析：患者负性情绪强烈时，认知水平会降低，不易产生合作的愿望，此时护士不宜过多地安慰和劝解。

45. C

解析：老年人自尊心强，希望受尊重，对非原则性问题不应与之争辩和计较。

46. B

解析：术前护士让患者做最坏的打算这种心理护理方法对于缓解患者的情绪没有效果。

47. A

解析：术前的心理反应适中的焦虑水平术后结果较好。

48. B

解析：癌症患者否认期特点是不相信诊断，反复求医，B 项描述正确。

49. D

解析：从该癌症患者的反应看其可能存在对死亡的恐惧和焦虑，指导患者立遗嘱，安排后事则加剧其心理反应，因此 D 项错误。

50. B

解析：哭泣、烦躁属于癌症愤怒期的心理反应。

51. C

解析：拒绝治疗，反复求医是癌症患者否认怀疑期的特点。

52. C

解析：临终患者配合医护人员，积极尝试新疗法，希望奇迹发生是妥协期的心理特点。

53. D

解析：根据症状判断为急性病患者，应以抢救生命，稳定其情绪为先。

54. C

解析：与人对弈是分散对手术疼痛的注意。

55. C

解析：该急危重症患者家属存在焦虑、担忧的心理反应，应予以理解，做好解释，C 项护士做法正确。

56. A

解析：判断该患者为食管癌，患者因疼痛而焦虑、烦躁。此时让患者了解预后则加剧焦虑，B 不对，转移注意力，保持安静均不能缓解患者焦虑，只有让罹患同样疾病的患者进行正面鼓励，才能缓解患者对疾病的焦虑。

57. C

解析：患者手术前情绪低落、沉默寡言、夜不能寐。护士采取的最重要的护理措施是鼓励患者诉说并给予心理疏导。

58. B

解析：进入手术室的陌生环境后患者常出现的心理反应是恐惧。

59. B

解析：不能安心养病、迫切要求早出院是中年患者焦虑急躁的心理反应。

60. C

解析：患者病情时好时坏，因此常唉声叹气、忧心忡忡。这种心理反应属于悲观抑郁。

61. E

解析：不停询问病情怀疑病情加重，希望被人多关心等，是敏感多疑和行为退化的表现。

62. A

解析：病情许可时，允许患者带适量工作到病房，缓解焦虑情绪。

63. D

解析：患者得知自己的疾病是“系统性红斑狼疮”后出现的心理反应包括震惊、否认、急躁、焦虑。

64. B

解析：患者黯然神伤，神情落寞。此时的心理特点可能是寂寞孤独。

65. A

解析：患者情绪低落，害怕病情影响未来生活，感觉前途渺茫。此时的心理反应是悲观。

66. B

解析：护士应保护患者的自尊心，理解其不良行为。

67. A

解析：根据症状判断为急危重症患者，应以抢救生命，稳定其情绪为先。

68. C

解析：影响患者疼痛的心理因素是紧张，对此最适宜的措施是指导其进行放松训练，缓解疼痛。

69. B

解析：此为癌症晚期临终患者。情绪激动，易激惹是愤怒期的表现。

70. C

解析：对愤怒期的临终患者，护士应对患者的愤怒表示同情和理解，让患者充分发泄不良情绪，要多陪伴患者，保护患者的自尊，尽量满足患者的心理需求。只有 C 选项做法最恰当。

71. A

解析：根据症状判断为急危重症患者，应以抢救生命，稳定其情绪为先。

72. A

解析：急危重症患者刚入院由于生命危险，症状明显，情绪波动，最突出的心理问题是焦虑、恐惧。

73. D

解析：患者可能面临体象改变，影响生活工作，易产生孤独抑郁心理。

74. B

解析：急危重症患者由于疾病带来的不良预后，影响生活或学习，自尊受打击，易导致抑郁。应帮助患者接纳自我，重建信心，B 项不对，其余措施均能有效帮助患者提高战胜疾病的信心。

75. ABCDE

解析：妇科患者常见的心理反应有：紧张、羞怯、焦虑、恐惧、忧郁、多疑、急躁不安，挑选医生、自卑等。

76. ABDE

解析：有利于产妇顺利分娩的心理护理措施有：教授产妇一些育儿的知识与技能，倾听产妇诉说心理困惑和烦恼，允许家属陪伴减轻产妇焦虑，帮助产妇克服产后沮丧、抑郁情绪，给予产妇积极的语言暗示。

77. ABCDE

解析：患者不安心住院治疗，常见于儿童患者思念亲人、青年患者挂念学业、中年患者因工作繁忙或家庭责任、老年患者担心家庭经济负担、幼儿分离焦虑及恐惧。

78. ABCD

解析：急危重症往往起病急，生命危险，患者需要马上解除生命危险、减轻痛苦，心理需求强调“快”，ABCD 选项都利于解除生命危险、减轻痛苦，E 选项描述不符合。

79. ABCD

解析：急危重症患者入院初最突出问题是死亡的威胁、疾病的痛苦、陌生的治疗环境等，经济负担不是入院初主要的问题。

80. ABCE

解析：癌症患者的心理反应分期包括四个：休克 - 恐惧期、愤怒 - 沮丧期、接受 - 适应期、否认 - 怀疑期。

81. ABCDE

解析：多疑易激惹、顺从与依赖、自卑与抑郁、焦虑与恐惧、否认与怀疑都分别是癌症患者各个心理反应阶段的常见心理问题。

82. ABDE

解析：C 项避免职业暴露不属于心理护理措施。

83. BCDE

解析：A 项组织损伤是生理因素，不属于心理社会因素。

84. ABCDE

解析：疼痛患者的心理护理措施包括：减轻心理负担，提高疼痛阈值；减少疼痛刺激；分散注意力；利用暗示；放松训练；争取家属配合；良好的治疗环境等。因此，题中各个选项都有助于减轻疼痛。

85. CD

解析：不能满足患者一切愿望，A 项错；对临终患者的否认，不纠正，但也应坦诚，B 项“表示认同”错误；接受期患者应避免过多打扰患者，E 项“加强与接受期患者交流”错误。

## 案例分析题

1. 答：（1）小军的心理问题主要是：分离性焦虑，恐惧，行为退化，担忧自卑。

（2）针对小军的心理问题心理护理的主要措施包括：提供符合儿童心理特点的病房环境；解除或缓解患儿的恐惧情绪与患儿建立良好的相互信任的护患关系；保护患儿的自尊，耐心安慰和体贴，争取患儿的信任和配合；和小军妈妈沟通，让妈妈给予小军更多的心理支持。

2. 答：（1）青年人当得知自己患病尤其是患有严重疾病时，往往难以接受事实，由于缺乏心理准备心理反应强烈，表现为急躁、焦虑，寂寞与孤独。青年人担心患病会影响学习、工作、婚恋、生活和对前途不利，其心理受到很大打击，易悲观、失望，情绪变得抑郁。

（2）心理护理包括：实施认知调整和心理疏导，护士针对小丽的心理问题，采用消除疑虑、说服劝慰、启发建议等方式改变她的不良认知，协助患者渡过难关。增加社会支持激发小丽的生活热情，同时注意保护患者的自尊心。

3. 答：（1）中年患者常为工作、事业的停滞而忧虑，强烈的责任感使患者焦虑、急躁。在患病期间，有些患者常心理负荷加重，而出现抑郁的心理反应。

（2）心理护理措施主要是尊重患者的人格，中年人是家庭、社会的主要角色，有较强的受人尊重的心理需要。护士应主动关心患者，尽量为患者创造良好的治疗和护理环境，满足患者的合理要求。协助患者调用社会支持系统，帮助他们度过这一时期。

4. 答：（1）老年患者的心理特点主要有：自尊心强，适应性差，不安全感增加，对病情评估比较悲观，身体稍有不适就会认为与衰老有关，心理压力大，突出表现为老朽感与无价值感。此外，对身体状况敏感与多疑，出现孤独与寂寞的心理问题。

（2）老年患者的心理护理首先需要尊重老年患者的人格，关心老年患者，对老年患者的关心应做到精神上支持和生活上的照顾。帮助老年人确立生活意义、正确对待身体变化，克服不良心理，增进社会支持，让老人老有所依。

5. 答：（1）慢性病患者常出现主观感觉异常，有悲观、抑郁，敏感多疑的心理特点。由于病程长，患者角色强化，有时还会出现药物依赖和抗药心理，情感会变得更加脆弱，甚至放弃自我管理，希望得到他人的照顾和关心。

（2）慢性病患者的心理护理：建立良好的护患关系，及时有效的健康宣教，有针对性的心理疏导，帮助患者获得更多的社会支持，运用心理治疗技术，例如放松训练就广泛应用于慢性病患者的干预中。

6. 答：（1）手术后患者的心理特点：术后意识障碍，多在术后 2~5 天出现，表现为意识不清，一般 1~3 天后可恢复正常。感觉异常，主要表现为术后持续的疼痛。术后伤残和缺损，给患者心理上带来沉重的负担，使其对生活失去信心，出现术后抑郁状态。有些患者手术后出现依赖心理增强。

（2）手术后患者的心理护理主要有：医护人员及时反馈患者手术的情况和效果，传达有利的信息，给予患者鼓励和支持。处理术后疼痛等不适，使患者有充分的心理准备，帮助患者克服各种负性情绪。

7. 答：（1）产妇的心理特点有：焦虑、恐惧，孤独与烦躁，产后抑郁的可能。

（2）产妇的心理护理：建立良好的护患关系，提供保健指导，帮助产妇做好分娩的心理准备。倡导导乐陪伴分娩、心理治疗和疏导。 帮助产妇克服沮丧、抑郁情绪。利用社会支持系统，做好产妇家属的宣教工作，为产妇和婴儿创造温馨的环境。

8. 答：（1）癌症患者心理反应分期为：休克 - 恐惧期、否认 - 怀疑期、愤怒 - 沮丧期、接受 - 适应期。该患者找医生咨询，怀疑诊断错误的行为属于否认 - 怀疑期，经医生告知后情绪不稳定，对家人及医护人员发脾气等表现属于愤怒 - 沮丧期。

（2）对该癌症患者的心理护理要点（结合案例实际具体分析，适当举例）：①建立良好的护患关系，满足疾病信息的需求；②耐心倾听，让患者合理宣泄不良情绪；③增强患者治疗的信心；④做好家属工作，加强患者的社会支持。

9. 答：（1）该患者要求加强监护，依赖家属及护士，属于意志减弱的心理反应。急危重症患者的心理问题有：焦虑、恐惧、否认、愤怒与冲动、认知狭窄、意志减弱、孤独抑郁。

（2）对该患者的心理护理要点（结合案例实际具体分析，适当举例）：①安抚患者情绪，缓解紧张气氛；②增强患者的安全感，给患者战胜疾病的信心；③做好解释工作，加强患者的社会支持。

10. 答：（1）影响因素为情绪、人格特征。患者烦躁不安的不良情绪加剧伤口疼痛，担心伤口开裂，不敢翻身等表现反映出患者意志较为薄弱。

（2）影响疼痛的心理社会因素有：学习因素、对情境的认知评价、注意力、情绪状态、人格特征、暗示。

对该患者的心理护理要点（结合案例实际具体分析，适当举例）：①减轻心理负担，提高疼痛阈值；②减少疼痛刺激；③分散注意力；④利用暗示；⑤放松训练；⑥争取家属配合；⑦良好的治疗环境。

11. 答：（1）患者不敢将病情告知家人及同学，忧心烦躁，反映出其存在焦虑、自卑的心理问题。导致这些心理问题的原因是：隔离治疗制度及疾病传染性导致患者自卑心理，担心疾病传染给家人及室友又怕告知他们自己的病情后遭到歧视的心理冲突导致患者产生焦虑心理。

（2）对该患者的心理护理要点（结合案例实际具体分析，适当举例）：①提供正确的疾病知识；②加强护患之间的沟通与理解；③保护患者隐私；④提高患者的社会支持；⑤恢复患者的社会适应力。

12. 答：（1）临终患者通常经理五个心理反应阶段：否认期、愤怒期、妥协期、抑郁期、接受期。该患者目前的心理困境可能是与亲人尚存在隔阂，加上疾病痛苦的折磨，感到孤独、抑郁、无奈。

（2）对该患者的心理护理要点（结合案例实际具体分析，适当举例）

患者为临终抑郁期：①护士应当认真评估患者的抑郁情况，给予同情和照顾；②对患者女儿开展疾病知识健康宣教，使其认识到父亲的好色表现是疾病导致，而非父亲道德发生败坏，消除隔阂，让其多探望和陪伴患者；③尽量满足患者的需求，帮助他们完成遗愿和未尽事宜，顺利度过抑郁期；④护士应给予患者家属精神上的支持和安慰，使患者家属尽可能地减少悲伤情绪，珍惜家人最后在一起的时间，注重患者生命最后时光的生命质量，留下温馨美好的回忆，从而得到心理慰藉，减少遗憾。

（薛本洁　赖春燕）

# 第十章

1. B

解析：护理人员角色是指社会所期望的适用于护理人员的行为模式。

2. E

解析：护理人员职业角色是指护理实践过程中，护理人员应具备的职业心理素质和行为模式。而医院监管者不属于护理人员的职业角色。

3. E

解析：护理人员应具备的职业心理素质：良好的认知能力；积极稳定的情绪；适宜的气质和性格类型；掌握沟通技巧，善与人交往；良好的意志品质。

4. D

解析：护理人员职业角色适应不良的表现：角色混乱；角色冲突；角色减退；角色倦怠。

5. A

解析：一名优秀护理人员应具备良好的认知能力：敏锐的观察力；良好的注意力；准确的记忆力；独立的思维能力。

6. D

解析：强化护理人员职业行为是护理人员具备适宜的气质和性格类型。

7. C

解析：护理人员工作倦怠主要表现为：身体疲劳、情绪低落、工作热情下降、对患者态度淡漠、护理质量下降、要求离开护理行业等。

8. C

解析：工作倦怠是指个体长期处于工作压力状态下所出现的一种负性的、个体化的认知与情感反应，包括情感耗竭、去人格化和个人成就感丧失。

9. B

解析：造成护理人员心理矛盾、家庭矛盾，在工作与家庭生活中不同角色转换时产生冲突的因素：各种疾病及许多有毒的致病因子，如细菌、病毒、核放射的威胁；护理人员为患者付出的辛勤劳动得不到应有的尊重与公平的认可；“三班倒”的工作制；职称评定、进修深造、经济收入、住房等福利待遇上的不合理。

10. C

解析：护理人员心理素质培养措施主要有以下方面：树立职业理想，培养职业兴趣；优化职业态度与价值观；认真学习专业知识和人文知识；强化护理人员职业行为；医院管理者重视对护理人员良好心理素质的培养。

11. B

解析：“眼观六路，耳听八方”指的是注意分配良好。

12. A

解析：榜样的力量是无穷的，模仿是人的天性，而积极的职业行为可对护理人员职业心理素质的培养产生良好的反馈作用。所以，通过创设护理情景、模拟化角色扮演，可逐步强化较适宜的护理人员职业行为。

13. B

解析：利用社会支持鼓励护理人员正确面对工作中的问题，以积极乐观的心态去适应职业角色。同时，应充分利用新闻媒体宣传护理工作的重要性、科学性和艺术性，以增强社会对护理工作的理解与认同，提高护理人员的社会地位，维护护理人员的心理健康。

14. D

解析：角色认知是个体对这个角色的认识、了解程度以及自我认知。角色的扮演虽然受到社会期望的影响，但在很大程度上仍依赖于自己对角色的认识、理解和调控。

15. E

解析：职业角色化过程会受多种因素影响，不能妥善处理说明自我控制力不好。

16. D

解析：护士通过观察，发现了问题，提出了合理化建议，使患儿转危为安，说明护理人员观察力强。

17. C

解析：常值夜班，抢救多，说明工作压力比较大。

18. E

解析：通过讲解，让患者自行掌握注射方法，这是教育者角色。

19. D

解析："身心耗竭"说明出现了角色倦怠。

20. A

解析：角色行为是一种特定行为，一般人皆因承担某种角色感到满足，因而人在角色承担场所表现的言行均受到本身角色的制约和人与人之间相互关系的制约。

21. B

解析：护理人员的角色混乱是个体对角色期望不清楚，不知道该做什么、怎样去做，也无法预料与他人交往可能表现的行为。

22. E

解析：护理人员的职业角色包括：计划制订者；照顾提供者；协调者；护理教育者；护理研究者；护理管理者。

23. E

解析：一个优秀的护理人员要对护理工作感兴趣，热爱护理工作，拥有良好的认知能力、积极稳定的情绪、适宜的气质和性格类型。

24. CDE

解析：一名优秀的护理人员应具备良好的认知能力，包括：敏锐的观察力；良好的注意力；准确的记忆力；独立的思维能力。

25. ABCE

解析：护理人员职业角色适应不良的表现：角色混乱；角色冲突；角色减退；角色倦怠。

## 案例分析题

答：1.（1）这是小田本身的护理人员角色所决定的，护理人员的角色就是护理人员的行为。若去追小偷就会耽误上班。

（2）护理人员的职业角色，要求从事护理工作的个体应具有职业的心理素质和行为模式。

（3）首先应该理解社会对护理人员职业角色的期待；其次应不断树立一定的角色意识；同时具备应有的角色行为；依靠教育手段逐渐地进行角色学习，适应护理人员角色。

2.（1）长期超负荷的工作状态造成心理紧张；特殊的工作环境和工作性质导致情绪多变与身心疲劳。

（2）职业认同感不足；工作压力较大；人际关系复杂；自身应对能力不足。

（3）个体心理健康的维护：树立健康的职业心态；保持和谐的人际关系；提高情绪调控能力；学会休闲和娱乐，休闲和娱乐也是减压的方式之一。

护理管理者对护理人员心理健康的维护：满足护理人员的职业心理需求；加强护理人员的社会支持；营造人性化的工作环境，促进护理人员的身心健康；提高护理人员的心理调适能力。

（刘　旬）